バイオマテリアルサイエンス
―基礎から臨床まで―
第 2 版

山岡哲二・大矢裕一・中野貴由・石原一彦 著

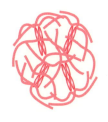

東京化学同人

まえがき

20世紀はバイオマテリアル研究の黎明期そして激動の時代であり,人工臓器を含めたさまざまな医療機器の開発に向けた研究が精力的に進められてきた.そのような時代に教育を受けて研究に従事した4名により,2003年に大学学部用の教科書として「バイオマテリアルサイエンス」が出版された.しかし,その後さらなる激しい波が押し寄せ,バイオマテリアルを取巻く環境は大きく変化した.特に,幹細胞研究の急速な進歩は,この分野に新たな領域を開示するとともに,医薬品・医療機器等に関する法律や許認可制度,医療現場ならびに産業界にまでさまざまな変革をもたらした.このような状況のもと,バイオマテリアルに関する基礎事項をわかりやすく解説し,臨床での応用を念頭においた教科書として,新たに第2版を上梓する運びとなった.今回の改訂では,本書の構成を含めて内容を大きく刷新することとなった.

1章では生体の仕組みに関する基礎知識として生化学的な事項を最小限にとどめて,新たに臓器・組織の構造と機能について解説を加え,人工臓器との関連性を理解する助けとした.2～4章ではバイオマテリアルの具体的な例とともにその性質や特徴を示し,高分子材料に加えて,金属材料やセラミック材料に関する記述を充実させた.また,3章では再生医療が急速に進展したことを受け,生体由来バイオマテリアルとして細胞や組織についても取上げた.5章ではバイオマテリアルの形状について,加工技術とともに解説した.6章では生体と材料の間で起こる重要な生体応答について述べた.7章では医療機器について,人工臓器や医療デバイスを中心に最新の知見も含めてさらに充実させた.8章ではドラッグデリバリーシステム(DDS)の概要と高分子キャリヤの基本特性について解説した.9章では再生医療についてその歴史と戦略をたどりながら,現状についてわかりやすく解説した.10章ではバイオマテリアルを評価するための測定機器や解析技術を取上げた.11章では,医療現場におけるさまざまな

診断や検査に利用されるバイオマテリアルについて解説した．最後に，12章ではバイオマテリアルを実用化するために必須な知識として，医薬品・医療機器ならびに再生医療に関する法律や許認可制度および生物学的安全性評価，滅菌などについてごく簡単に紹介した．

わが国ではバイオマテリアルの基礎研究や開発が盛んに行われているが，欧米と比べるとなかなか実用化に至らない．そのため，今後この分野を学ぶうえで，臨床での応用を念頭におきながら，基礎知識を習得することが重要となるであろう．その願いを込めて，第2版では，新たに「―基礎から臨床まで―」というサブタイトルを付した．

本書が初版に引続き，工学部の化学や高分子化学，生物学などを基礎とする材料系だけでなく，医療（工学）系の学部や専門学校における教科書として，さらには新しくバイオマテリアル研究をスタートさせる大学院生や企業関連の方々の参考書となれば幸いである．

初版の刊行から今日まで多大なご協力とご指導をいただいた東京大学畑中研一教授，また，本書の刊行に当たって並々ならぬご助力をいただいた東京化学同人の山田豊氏に心より感謝したい．

2018年2月

著者一同

目　　次

序章　バイオマテリアルサイエンス ……………………………………… 1

1章　生体の仕組み ……………………………………………………… 4
1・1　セントラルドグマ ……………… 4
1・2　DNA と RNA ……………………… 5
1・3　アミノ酸とタンパク質 ………… 6
1・4　タンパク質の働き ……………… 9
1・5　糖と多糖 ………………………… 10
1・6　脂質と細胞膜 …………………… 13
　1・6・1　脂肪酸と脂質 …………… 13
　1・6・2　細胞膜および脂質集合体 … 14
1・7　細　胞 …………………………… 15
1・8　組織および臓器 ………………… 17
1・8・1　細胞から組織へ …………… 17
1・8・2　骨格筋 ……………………… 19
1・8・3　心　臓 ……………………… 20
1・8・4　血　管 ……………………… 20
1・8・5　皮　膚 ……………………… 21
1・8・6　腎　臓 ……………………… 22
1・8・7　眼　球 ……………………… 23
1・8・8　骨 …………………………… 24
1・8・9　歯および歯周組織 ………… 25

2章　バイオマテリアル──高分子・金属・セラミックス ……………… 27
2・1　化学結合および分子間力 ……… 27
　2・1・1　共有結合 ………………… 28
　2・1・2　イオン結合 ……………… 28
　2・1・3　金属結合 ………………… 28
　2・1・4　配位結合 ………………… 29
　2・1・5　水素結合 ………………… 29
　2・1・6　疎水性相互作用 ………… 30
　2・1・7　静電的相互作用 ………… 30
　2・1・8　双極子-双極子相互作用 … 31
　2・1・9　ファンデルワールス力 … 31
2・2　金　属 …………………………… 31
　2・2・1　ステンレス鋼 …………… 32
　2・2・2　コバルトクロム合金 …… 33
　2・2・3　チタンおよびチタン合金 … 34
　2・2・4　チタンニッケル合金 …… 36
　2・2・5　貴金属合金 ……………… 36
　2・2・6　タンタル ………………… 36
2・3　セラミックス …………………… 38
　2・3・1　リン酸カルシウム ……… 38
　2・3・2　バイオアクティブガラス … 40
　2・3・3　アルミナ・ジルコニア，
　　　　　およびマグネタイト …… 40
2・4　カーボン材料 …………………… 41
2・5　高分子材料 ……………………… 42
2・6　ポリマーの合成 ………………… 43
　2・6・1　付加重合 ………………… 43
　2・6・2　縮合重合（重縮合） …… 45
　2・6・3　重付加 …………………… 46

- 2・6・4 開環重合 …………… 47
- 2・6・5 リビングラジカル重合
  （RAFT, ATRP）…… 47
- 2・7 高分子の構造 ……………… 49
  - 2・7・1 共重合体 …………… 49
  - 2・7・2 分岐構造 …………… 50
  - 2・7・3 表面開始重合と
    ブラシ構造 …… 51
- 2・8 バイオマテリアル用
  高分子材料 …… 52
  - 2・8・1 超高分子量ポリエチレン …… 52
  - 2・8・2 ポリ塩化ビニル ………… 53
  - 2・8・3 シリコーン ……………… 54
  - 2・8・4 ポリウレタン …………… 54
  - 2・8・5 ポリメタクリル酸メチル …… 55
  - 2・8・6 ポリシアノアクリレート …… 56
  - 2・8・7 ポリ（α-ヒドロキシ酸）…… 57
  - 2・8・8 ポリスルホン …………… 57
  - 2・8・9 ポリテトラフルオロ
    エチレン …… 58
  - 2・8・10 ポリエチレンテレフタ
    ラート …… 58
  - 2・8・11 ポリエーテルエーテル
    ケトン …… 59
  - 2・8・12 2-メタクリロイルオキシエチル
    ホスホリルコリン（MPC）ポリマー… 60

3章 生体由来バイオマテリアル …………… 61

- 3・1 細胞外マトリックス ……………… 61
  - 3・1・1 細胞外マトリックスの
    構造 …… 61
  - 3・1・2 コラーゲン …………… 61
  - 3・1・3 プロテオグリカン ……… 63
  - 3・1・4 ヒアルロン酸 …………… 63
  - 3・1・5 エラスチン ……………… 64
- 3・2 機能性タンパク質 ……………… 64
  - 3・2・1 細胞接着分子 …………… 64
  - 3・2・2 細胞成長因子，
    サイトカイン …… 65
  - 3・2・3 酵素 …………………… 66
  - 3・2・4 抗体 …………………… 69
- 3・3 細胞 …………………………… 71
  - 3・3・1 体細胞 ………………… 72
  - 3・3・2 造血幹細胞 ……………… 72
  - 3・3・3 間葉系幹細胞 …………… 72
  - 3・3・4 ES細胞 ………………… 73
  - 3・3・5 iPS細胞 ………………… 73
- 3・4 組織 …………………………… 74
  - 3・4・1 組織バンク ……………… 74
  - 3・4・2 脱細胞組織 ……………… 75

4章 バイオマテリアルの性質 ……………… 76

- 4・1 力学的特性 …………………… 76
  - 4・1・1 弾性変形と塑性変形 …… 76
  - 4・1・2 力学的特性の基礎 ……… 77
  - 4・1・3 延性と脆性 ……………… 79
  - 4・1・4 高分子の粘弾性 ………… 80
- 4・2 材料の熱特性 ………………… 81
- 4・3 表面特性 ……………………… 83
  - 4・3・1 表面自由エネルギーおよび
    表面張力 …… 84
  - 4・3・2 界面活性剤および
    コロイド …… 85
  - 4・3・3 薄膜および表面電位 …… 86
  - 4・3・4 タンパク質吸着 ………… 87
  - 4・3・5 細胞接着 ………………… 88

4・4　生体吸収性··················90
　4・4・1　酵素分解型高分子··········91
　4・4・2　自然分解型高分子··········92
　4・4・3　生体吸収性無機材料········94

5章　バイオマテリアルの形状·············95
5・1　高分子の成形加工··············95
5・2　金属の成形加工················96
5・3　セラミックスの成形加工········97
5・4　アディティブ
　　　マニュファクチャリング······98
5・5　高分子膜······················99
　5・5・1　高分子膜の分類と
　　　　　　作製方法······99
　5・5・2　分離膜······················101
5・6　高分子の混合··················104
　5・6・1　ポリマーブレンドと
　　　　　　ポリマーアロイ······104
　5・6・2　相分離······················105
5・6・3　相互侵入網目構造（IPN）····108
5・7　ゲル··························108
　5・7・1　ゲルの定義と作製··········108
　5・7・2　ゲルの物理化学············111
5・8　高分子溶液の温度応答性········112
5・9　高分子微粒子··················114
　5・9・1　高分子マイクロスフェア····114
　5・9・2　重合によるマイクロ
　　　　　　スフェアの作製······114
　5・9・3　エマルション法による
　　　　　　マイクロスフェアの作製······116
　5・9・4　自己組織化による微粒子····118

6章　生体応答·············120
6・1　生体適合性····················121
6・2　血液接触材料··················121
　6・2・1　血液凝固··················123
　6・2・2　血栓形成阻止の戦略········125
6・3　炎症反応······················129
6・4　硬組織反応と
　　　硬組織代替材料········130
6・5　免疫応答······················132
6・6　補　体························134
6・7　抗凝固物質····················135

7章　医療機器 ── 人工臓器・医療デバイス·············136
7・1　循環器系人工臓器··············136
　7・1・1　人工心臓··················136
　7・1・2　人工血管··················137
　7・1・3　人工肺····················139
　7・1・4　ステント··················140
　7・1・5　人工弁····················141
　7・1・6　新しい血管内治療
　　　　　　デバイス······141
7・2　代謝系人工臓器················142
　7・2・1　人工腎臓··················142
　7・2・2　人工膵臓··················143
　7・2・3　アフェレシス··············145
7・3　整形外科系人工臓器············145
　7・3・1　人工股関節および
　　　　　　人工膝関節······146
　7・3・2　脊椎関連デバイス··········148
　7・3・3　神経再生誘導チューブ······149
　7・3・4　骨組織再生材料············150

7・4	歯科系人工臓器……………150	7・6	一般外科用医療機器…………154
	7・4・1 歯冠修復物……………151		7・6・1 縫合糸…………………154
	7・4・2 歯科インプラント……151		7・6・2 接着材…………………155
	7・4・3 コンポジットレジン…151		7・6・3 癒着防止材……………155
7・5	感覚器系人工臓器……………151		7・6・4 創傷被覆材……………155
	7・5・1 視覚用人工臓器………153		7・6・5 腸管・胆管ステント…156
	7・5・2 聴覚用人工臓器………153		7・6・6 人工皮膚………………156

8章　ドラッグデリバリーシステム……………158

8・1	薬物の体内動態………………158	8・6	薬物の血中濃度変化…………165
8・2	DDS のための基本要素………160	8・7	受動ターゲティング…………167
8・3	徐放型 DDS……………………162	8・8	微粒子状キャリヤ……………168
8・4	吸収制御型 DDS………………163	8・9	臓器および組織への
8・5	プロドラッグ…………………164		ターゲティングの例……169

9章　再　生　医　療……………170

9・1	その歴史と戦略………………170	9・4	再生医療等製品………………173
9・2	スキャホールド材料…………172	9・5	細胞移植………………………174
9・3	再生医療に用いる細胞………173		

10章　バイオマテリアル研究に必要な解析技術……………177

10・1	分子構造解析…………………177		10・3・5 熱分析…………………182
	10・1・1 質量分析（MS）………177	10・4	表面分析………………………182
	10・1・2 核磁気共鳴スペクトル		10・4・1 接触角…………………182
	（NMR）……178		10・4・2 原子間力顕微鏡………183
	10・1・3 赤外吸収スペクトル（IR）…179		10・4・3 X線光電子分光法（XPS）…185
10・2	力学的特性の評価……………179		10・4・4 全反射赤外吸収スペクトル
	10・2・1 力学強度試験…………179		（ATR-IR）……186
10・3	形状と構造の解析……………180	10・5	生理活性の評価………………186
	10・3・1 電子顕微鏡……………180		10・5・1 細胞増殖・毒性………186
	10・3・2 偏光顕微鏡……………181		10・5・2 蛍光顕微鏡……………187
	10・3・3 X線回折，その他の		10・5・3 フローサイトメトリー…188
	回折法……182		10・5・4 エンザイムイムノアッセイ，
	10・3・4 光散乱…………………182		ELISA……188

10・6　分子間相互作用の解析…………189
　10・6・1　表面プラズモン共鳴(SPR)
　　　　　および熱分析……189
　10・6・2　電気泳動と
　　　　　ブロッティング……190

11章　診断とバイオマテリアル……………192
11・1　診断試薬………………………192
11・2　生化学検査……………………193
　11・2・1　血液検査………………193
　11・2・2　バイオセンサ
　　　　　（グルコースセンサ）……194
11・3　イメージング……………………196

12章　研究から実用化へ……………………198
12・1　医薬品医療機器等法……………198
12・2　再生医療新法……………………199
12・3　生物学的安全性評価……………201
12・4　消毒・滅菌………………………202

索　引………………………………………………203

コ ラ ム

基礎知識
マルテンサイト変態と形状記憶効果・超弾性 …………………………… 37
モノクローナル抗体 ……………………………………………………… 70
幹細胞の顔を見分ける …………………………………………………… 72
ミクロ相分離構造による抗血栓性 ……………………………………… 128
PMDA と FDA …………………………………………………………… 199

先端研究
ダチョウ血管からつくった脱細胞血管 ………………………………… 75
インジェクタブルポリマー ……………………………………………… 115
HAL®（ハル） …………………………………………………………… 149
骨基質微細構造の配向性と医療デバイスの開発 ……………………… 152
痛みが少ない針 …………………………………………………………… 156
スフェロイドと細胞シート ……………………………………………… 175
カプセル内視鏡 …………………………………………………………… 197
コンビネーション製品 …………………………………………………… 200

序章

バイオマテリアルサイエンス

　バイオマテリアル（biomaterials, 生体材料）は「生体」に直接接触させて使用する「材料」と定義され，医療・福祉・公衆衛生に資することを目的としている．ここでいう「生体」とは，ヒト（あるいは動物）の身体だけではなく，心臓や腎臓などの臓器，皮膚や骨や角膜などの組織，肝細胞や血球などの細胞，さらには，タンパク質，多糖，DNAやRNAなどの生体成分をも含む．一方，「材料」にもいろいろある．たとえば，献血された血液を入れる袋の素材は，血漿タンパク質などの血液成分と接触する「材料」，すなわちバイオマテリアルであり，高い安全性と機能性が要求される．では，足に直接触れている靴下の素材はどうか？　その靴下を履くことで霜焼けが治療できるならバイオマテリアルと考えられる．20世紀には，高分子，金属，セラミックスを材料とした人工血管，人工関節，眼内レンズ，人工骨などが次々と開発された．今では，タンパク質，多糖，DNAなどの天然高分子だけでなく，生きた細胞，組織，臓器までもが，「材料」として用いられるようになった．特に1990年代から次々と報告された胚性幹細胞（ES細胞）や人工多能性幹細胞（iPS細胞）などの幹細胞研究の成果は，細胞を治療用の材料と位置づけるに十分なインパクトをもっていた．広くとらえれば，臓器移植は臓器と接触させて使用する「臓器材料」，細胞移植は臓器や組織と接触させて使用する「細胞材料」ということになる．

　いずれの「材料」も私たちの体からすると"異物（非自己物質）"であるから，体内で使っても大丈夫かと疑いたくなるが，古くから，さまざまな"異物"が治療のために利用されてきた．金製の歯科用ブリッジは紀元前に使用されており，わが国では平安時代に木製の入れ歯が存在していた．1667年欧州において，世界で初

めて仔ヒツジの血液が患者に輸血され，驚くことに，この輸血は成功した．当然のことながら，その後，同じ手法での死亡事故が相次いだことで輸血は禁止され，再開されるまでに長期間の研究が必要となった．血液が循環していることも知られておらず，免疫の概念さえもないころから，何とかして疾患を治療したいという挑戦は続けられた．時代は移り，現代の"バイオマテリアルサイエンス"は，さまざまなバイオマテリアルを設計して合成し，その材料特性を解析してフィードバックしながら，最終的には医療の現場で使用する，そのために必要とされるさまざまな学問体系を融合させた学際領域の科学へと生まれ変わった（図1）．

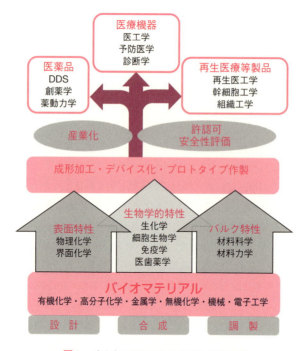

図1　バイオマテリアルサイエンスの領域

バイオマテリアルの応用分野は，1) 医療機器，2) 医薬品，3) 再生医療等製品に大別できる（図1）．本書で最も詳細に取扱う"医療機器"とは，「人もしくは動物の疾病の診断，治療もしくは予防に使用されること，または人もしくは動物の身

体の構造もしくは機能に影響を及ぼすことが目的とされている機械器具等であって，政令で定めるものをいう」とされる．たとえば，現在，わが国には32万人の血液透析治療を要する患者がおり，毎週決まった頻度で血液を浄化する治療を受けている．高分子材料からなる中空繊維でできたろ過フィルターとともに，ろ過装置や透析液もすべて医療機器である．レントゲンや手術ロボット，人工心臓などの大がかりな機器もあれば，コンタクトレンズや眼鏡のような医療機器もある．また，家庭用救急絆創膏の箱には「一般医療機器」と表示されている．一方，アスピリンや抗生物質などの"医薬品"については本書では取扱わないが，薬効を最大限に発揮させて副作用を可能な限り低減させることを目的としたドラッグデリバリーシステム（DDS）のための材料については詳細に解説する．胃で溶けずに腸で溶けるカプセルや，抗炎症パップ剤の基剤などがよく知られている．

　最後の"再生医療等製品"とは，生きた細胞を治療用「材料」として使用した製品である．古くから細胞移植は実施されてきたが，間葉系幹細胞やiPS細胞などの移植療法が臨床研究として多く実施されるようになったことから，2014年11月25日に施行された「再生医療新法」のもとで再生医療等製品として規制されることとなった（12・2節参照）．同時に，医薬品と医療機器は「医薬品，医療機器等の品質，有効性及び安全性の確保等に関する法律（略称；医薬品医療機器等法，薬機法）」によって規制されている（12・1節参照）．

　バイオマテリアルが生体に対して使用されるためには，いろいろな事項が満足されなければならない．医療機器の要件としては，可滅菌性・非毒性・機能性・生体適合性・耐久性の5点があげられ，なかでも可滅菌性・非毒性・機能性は不可欠な要件とされている．したがって，材料が硬い・柔らかいなどのバルク特性を知るための材料力学，材料科学，表面の親水・疎水性や荷電性などの表面特性，表面のミクロやナノのサイズの構造的特性を知るための物理化学，界面科学，これらの「材料」に対して細胞や組織がどのように応答するかを知るための細胞生物学，生化学，免疫学，医学，歯学，薬学，これらを制御してバイオマテリアルをつくり上げるための有機化学，高分子化学，金属学，無機化学，機械・電子工学，その有効性を検証するための科学を広く学ぶ必要がある．これだけを1冊の教科書にまとめるのは困難であり，詳細はそれぞれの分野の優れた専門書に任せるとして，本書ではバイオマテリアルを学ぶにあたって，基礎となる知識を中心にわかりやすく解説した．世界に類を見ない超高齢化社会を迎えるにあたって，健康で充実した生活を送るために活躍しているバイオマテリアルの科学を楽しんでいただきたい．

生体の仕組み

　バイオマテリアルを学ぶにあたって，材料が働きかける生体の基礎を知る必要がある．この章では，生体を構成する分子や組織，器官についての最低限必要な事柄を解説する．生体は，バイオマテリアルが働きかける対象であると同時に「材料」でもあり，それらは"分子"ときには"原子"，"イオン"，"結晶"から構成されている．生体とバイオマテリアルとの相互作用を考えるには，ナノメートルスケールである生体分子の構造と性質を知り，それらが集積することによってマルチスケールで階層的に構築される組織の成り立ちと機能を理解することが重要である．

1・1　セントラルドグマ

　生命体は**ゲノム**上の遺伝情報によって規定されている．生命活動で中心的役割を果たす分子群は**タンパク質**（protein）であり，個々のタンパク質の構造情報が書かれたゲノム上の塊（単位）を**遺伝子**（gene）とよぶ．つまり，ゲノムは遺伝子の総体であり，個々の生物に固有である．

　ゲノムは，物質としては **DNA**（deoxyribonucleic acid, デオキシリボ核酸）である．そのゲノム DNA 上の情報が，**RNA**（ribonucleic acid, リボ核酸）に写し取られ（この過程を**転写**（transcription）とよぶ），さらにその情報をもとに個々のタンパク質が生合成される（この過程を**翻訳**（translation）とよぶ）．ゲノム DNA は**複製**（replication）され，細胞が分裂する際に娘細胞に正確に受け継がれる．この DNA→RNA→タンパク質 という一連の遺伝情報の流れと DNA 複製は地球上のすべての生物に共通であり，**セントラルドグマ**（central dogma）とよばれている（図 1・1）．

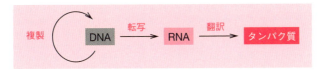

図1・1 セントラルドグマ

1・2 DNA と RNA

DNA は図1・2(a) に示すように，ペントース（五炭糖）であるデオキシリボースの 1′ 位に塩基（**プリン**（purine）塩基または**ピリミジン**（pyrimidine）塩基）が結合したもの（**ヌクレオシド**という）に，さらにデオキシリボースの 5′ 位にリン酸が結合したもの（**ヌクレオチド**という）を構成単位とし，リン酸とデオキシリボース 3′ 位がリン酸ジエステル結合で連なった構造の高分子（ポリヌクレオチド）である．DNA を構成するプリン塩基はアデニン（**A**）とグアニン（**G**）であり，ピリミジン塩基はシトシン（**C**）とチミン（**T**）である．一方，RNA では，DNA のデオキシリボースの 2′ 位にヒドロキシ基が結合したリボースを骨格とし，プリン塩基は DNA と同じ，**A** と **G** であるが，ピリミジン塩基は **C** とウラシル（**U**）と

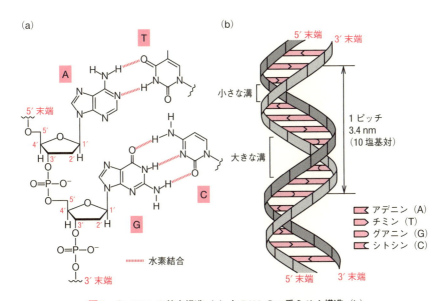

図1・2 DNA の基本構造（a）と DNA の二重らせん構造（b）

なっている．UはTのピリミジン環に結合したメチル基が水素に置換された構造をしている．

これらのプリン塩基とピリミジン塩基は，GとC，AとT（またはU）という組合せで選択的に水素結合する（図1・2aおよび2・1・5節参照）．これは**相補的水素結合**（complementary hydrogen bond）とよばれ，DNA，RNAの機能における中心的役割を果たしている．DNA，RNAも方向性をもつ高分子であり，各末端をリボースのヒドロキシ基の位置に応じて5′末端，3′末端とよぶ．

DNAは相補的水素結合により対応する配列のDNA（相補鎖）と結合（会合）し，**二重らせん**（double helix（duplex））を形成する．生理的条件でのDNAの二重らせんはすべてB型である（図1・2b）．B型二重らせんでは，2本のDNA鎖は逆向きで，10残基で1回転し，ピッチは3.4 nmである．らせん内で向き合った塩基対は平面構造をとり，らせん軸方向に対して垂直で，塩基対どうしは平行である．二重らせんには大きな溝（major groove）と小さな溝（minor groove）が存在する．転写因子など遺伝子を調節する分子の多くは，これらの溝を認識して二重らせんと結合する．DNA二重らせんを安定化している要因は主に水素結合であり，温度を上昇させると二重らせんは次第に解離する．この温度をDNA二重らせんの融点（T_m）とよぶ．各塩基対の水素結合数はG–Cでは3本，A–Tでは2本であるため，G–Cがより多いほどT_mは高くなる．RNAとDNAでは化学的安定性が異なり，安定なDNAは遺伝情報を保存するのに適しており，それほど安定ではないRNAは一時的な情報伝達に適している．

ゲノムDNAは非常に長い分子で，ヒトの場合，その全長は1.8 mもあり，通常はヒストンという塩基性タンパク質に巻き取られる形で小さく折りたたまれ，細胞中の直径1 μm程度の核内に収納されている．

1・3 アミノ酸とタンパク質

タンパク質は20種類の**α-アミノ酸**から構成されている（図1・3）．グリシンを除くアミノ酸は，α炭素が不斉炭素であり，すべてL体である．α-アミノ酸どうしからなるアミド結合を特に**ペプチド結合**とよび，いくつかのα-アミノ酸が結合したものがペプチドである．ペプチド鎖中のアミノ酸の単位（モノマー）を残基という．それぞれのアミノ酸は（側鎖を無視すれば）カルボキシ基（–COOH）とアミノ基（–NH₂）を1つずつもつので，これらが結合したペプチド鎖には方向性があり，アミノ基側をN末端，カルボキシ基側をC末端とよぶ．側鎖（R）にアミ

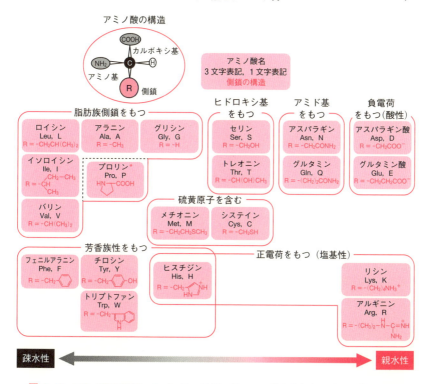

図1・3 アミノ酸の種類 ＊プロリンは第一級アミノ基をもたないイミノ酸であり，分子構造全体を示した．

ノ基やカルボキシ基をもつアミノ酸も存在するが，タンパク質中の側鎖はペプチド結合を形成しない．タンパク質は多数のアミノ酸からなるポリペプチドの一種であって，生物によってつくり出され，特定のアミノ酸配列と**立体構造**をもち，その生物に必要な特定の役割すなわち生理的機能を担っている．

　タンパク質の立体構造は一次構造から三次構造（および四次構造）までの階層的なものとして理解される．ペプチド中のアミド結合は，トランス型の平面構造をとり，弱い二重結合性を帯びているため自由に回転できない．アミド結合を構成する原子で平面の頂点に位置するC=OのOはやや負の，N–HのHはやや正の電荷を帯びているため，静電引力が働き水素結合を形成する．この回転自由度の抑制と水素結合の形成がタンパク質が特定の立体構造をとる要因となっている．

　一次構造とはアミノ酸の配列（シークエンス，sequence）のことである．ポリペ

プチド鎖の局所的な立体構造を**二次構造**とよぶ．代表的な二次構造にはαヘリックス (α-helix)，βシート (β-sheet)，ターン構造などがある．

αヘリックス（図1・4左）は右巻きのらせん構造であり，3.6残基で1回転し，そのピッチは0.54 nmである．n番目の残基のC=Oと$n+4$番目の残基のN-Hが水素結合を形成する．αヘリックス中のアミド結合は（端部を除き）すべて水素結合しており，側鎖Rはすべてらせんの外を向いている．C=O$\cdots$HNはらせん軸にほぼ平行で同じ方向を向いているため，αヘリックス全体で大きな双極子モーメントをもつ．

βシート（図1・4右）は伸びきったペプチド鎖が互いに水素結合した構造であり，逆平行βシートと平行βシートがある．逆平行βシートの方が安定で，天然のタンパク質中のβシートの多くは逆平行である．βシート中のアミド結合もすべて水素結合しており，側鎖はすべてβシートの面に垂直に突き出ている．つまりαヘリックスやβシートは水素結合を最大にし，側鎖の立体反発を最小にする構造である．その他の二次構造にはターン構造などがあり，特定の構造をとっていないペプチド鎖はランダムコイル (random coil) とよばれている．

こうした二次構造が組合わさって形成されるタンパク質全体の立体構造を**三次構造**という．三次構造は，システイン残基間でのジスルフィド結合，水素結合，静電

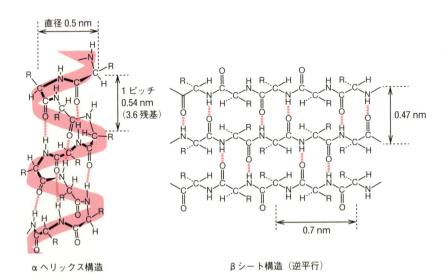

図1・4 **タンパク質（ポリペプチド）の二次構造** は水素結合を表す．

的相互作用，疎水性相互作用，ヘリックス間の双極子相互作用（2・1節参照）などによって安定化されている．さらに，ある種のタンパク質では，1つのペプチド鎖からなるサブユニットが複数個会合して1つのタンパク質として働くものもあり，この構造は**四次構造**とよばれる．代表例はヘモグロビンで，α型サブユニット2つとβ型サブユニット2つから構成されている．

1・4 タンパク質の働き

タンパク質の役割は多岐にわたっている．その分類例を表1・1に示す．

酵素（enzyme）は生体中の化学反応を触媒する（3・2・3節参照）．構造タンパク質は，細胞の内外で生体の構造を保持する働きをもつ．細胞内部の細胞骨格として，微小管やアクチンフィラメントを構成しているのがチューブリンやアクチンであり（1・7節参照），細胞の外にあるのがコラーゲン，エラスチンなどの細胞外マトリックス（ECM）タンパク質である（3・1節参照）．

このほか，情報伝達に関与するタンパク質（例：ホルモンやその受容体），防御系に関与するタンパク質（例：抗体（antibody）＝イムノグロブリン（3・2・4節参照）），物質輸送に関与するタンパク質（例：ヘモグロビン，アルブミン），エネ

表1・1 機能からみた代表的なタンパク質の分類

分　類	実　例	機　能
酵　素	DNAポリメラーゼ トリプシン	DNA合成 タンパク質分解
防御系タンパク質	免疫グロブリン フィブリノーゲン	体液性免疫 血液凝固，血栓生成
情報系タンパク質	インスリン インスリン受容体 サイトカイン ロドプシン	ホルモン ホルモン受容体 細胞間情報伝達 視覚タンパク質
エネルギー系タンパク質	シトクロム c	電子伝達
輸送タンパク質	ヘモグロビン 血清アルブミン	酸素輸送 低分子輸送
調節タンパク質	基本転写因子GTF シャペロン	転写制御 タンパク質構造形成補助
運動系タンパク質	アクチン，ミオシン	筋収縮，細胞骨格
構造タンパク質	コラーゲン エラスチン チューブリン	細胞外マトリックス 弾性組織 細胞骨格（微小管）

ルギー代謝に関連するタンパク質（例：シトクロム c），運動に関与するタンパク質（例：アクチン，ミオシン），他の生体分子の働きを調節するもの（例：転写因子，シャペロン）などがある．

1・5 糖と多糖

　糖質は最も基本的なエネルギー源として重要であるばかりでなく，細胞や組織の構成成分でもある．一般に $C_m(H_2O)_n$ の実験式をもつので炭水化物ともよばれ，アルデヒド基あるいはケトン基をもった多価アルコールである．単糖が連なった多糖は，自然界に多量に存在する天然高分子である．

　単 糖　　単糖（monosaccharide）のうちアルデヒド基をもち還元性のあるものをアルドース（aldose），ケトン基をもつものをケトース（ketose）という．また構成炭素数に応じて，テトロース（四炭糖），ペントース（五炭糖），ヘキソース（六炭糖）などという．**グルコース**（glucose）（ブドウ糖）はアルドースでかつヘキソースであり（図1・5），生物の最も基本的なエネルギー源である．動植物に広く存在し，ヒト血液中に 70～100 mg/100 mL 存在する．また，デンプン，セルロース，ショ糖および各種配糖体の構成成分である．C1位の立体配置は可逆的で，この違いにより α 型または β 型となる．このほか，代表的なグルコース異性体として，ガラクトース（C4位の立体配置が逆），マンノース（C2位の立体配置が逆）などがある（図1・6）．

　二糖，オリゴ糖　　単糖がグリコシド結合（エーテル結合）で2個つながったものが二糖（disaccharide）である．マルトース（麦芽糖）はグルコース2つが α (1→4) グリコシド結合したもの，ラクトース（乳糖）はガラクトースとグルコー

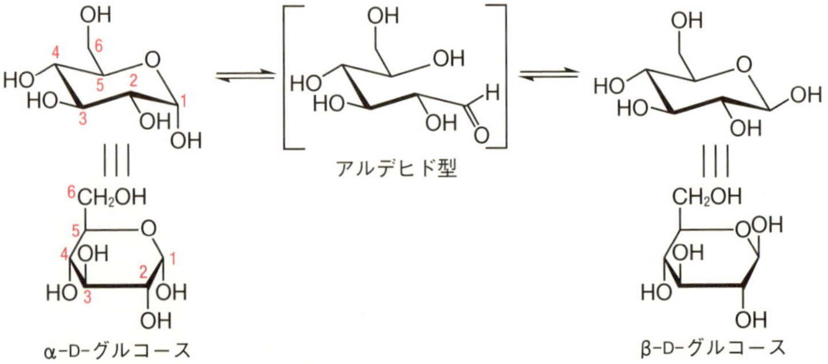

図1・5　グルコースの構造

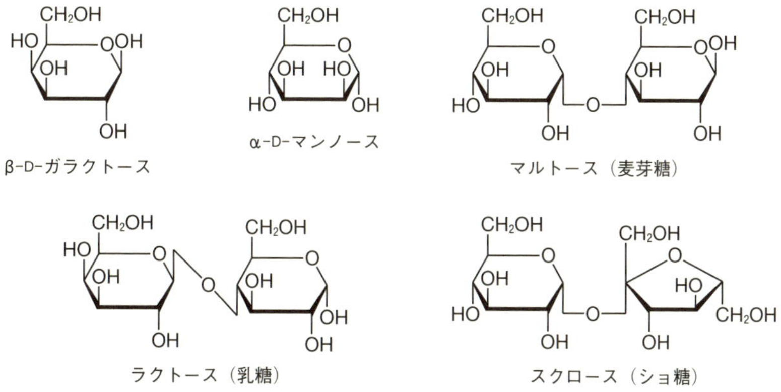

1・5 糖と多糖

β-D-ガラクトース　α-D-マンノース　マルトース（麦芽糖）

ラクトース（乳糖）　スクロース（ショ糖）

図 1・6 他の単糖および二糖の構造

スが β(1→4) グリコシド結合したもの，スクロース（ショ糖）はグルコースにフルクトースという 5 員環の単糖が結合したものである．還元性のアルデヒド型の糖が位置する末端を還元末端，その逆を非還元末端とよぶ．単糖が数個結合したものがオリゴ糖 (oligosaccharide) であり，糖の結合は，1→4 結合以外に 1→6 結合なども可能であるため，枝分かれ構造をもつことができる．オリゴ糖を結合したタンパク質を**糖タンパク質** (glycoprotein) とよぶ．細胞表面には，膜タンパク質や脂質と結合したさまざまな枝分かれオリゴ糖が存在し，細胞認識や情報伝達の役割を果たしている．

多糖　　多糖 (polysaccharide) は糖が数多く連なった天然高分子である．同一の単糖だけからなる多糖をホモ多糖，構成単糖が 2 種類以上のものをヘテロ多糖という．多糖の種類は多数あり，その働きによって代表的なものを分類すると表 1・2 のようになり，それらの構造を図 1・7 に示した．

アミロース，アミロペクチン　　アミロースとアミロペクチンは基本的にグル

表 1・2 機能からみた代表的な多糖の分類

分　類	役　割	実　例
貯蔵多糖	エネルギー源として糖を貯蔵	アミロース，アミロペクチン（デンプン，グリコーゲン）
構造多糖	生体組織の形成と保護	セルロース，キチン，マンナン
粘質多糖	潤滑，粘性，弾性などの付与	ヒアルロン酸，ヘパラン硫酸，アルギン酸
生理活性多糖	特殊な生理活性の発現	ヘパリン（血液凝固阻止）

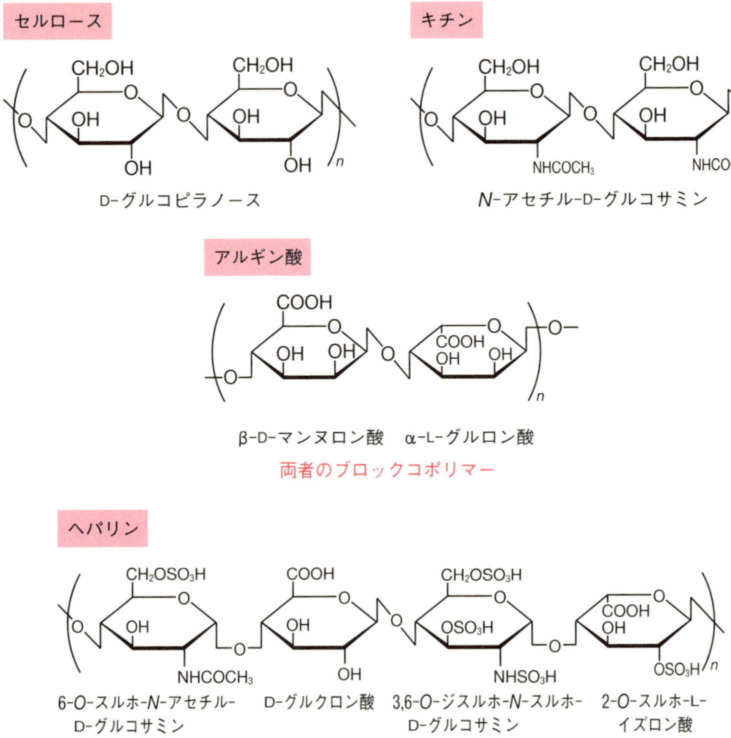

セルロース

CH₂OH 構造図

D-グルコピラノース

キチン

N-アセチル-D-グルコサミン

アルギン酸

β-D-マンヌロン酸　α-L-グルロン酸

両者のブロックコポリマー

ヘパリン

6-O-スルホ-N-アセチル-　D-グルクロン酸　3,6-O-ジスルホ-N-スルホ-　2-O-スルホ-L-
D-グルコサミン　　　　　　　　　　　D-グルコサミン　　　　　　イズロン酸

図1・7　代表的な多糖類の構造

コースが $\alpha(1\to4)$ 結合したものであり，$\alpha(1\to4)$ 結合のみからなる直鎖状のものをアミロース，1→6結合を含んで枝分かれが多くあるものがアミロペクチンである．$\alpha(1\to4)$ 結合からなるアミロース類はらせん状の構造をとり，枝分かれの程度により粘性が異なる．デンプンやグリコーゲンはこれらの存在している場所による呼び方の違いである（デンプンは植物内，グリコーゲンは動物内）．

セルロース　　セルロースは，植物や細菌の細胞壁の主成分をなす構造多糖で，生物界で最も多量に存在する有機化合物である．きわめて安定で，水や多くの有機溶媒に不溶である．グルコースが $\beta(1\to4)$ 結合した構造をとっており，アミロースがらせん状の構造をとるのに対し，直線状の構造をとっている．このため，結晶性を示し，延伸して繊維などに使用されている．セルロースは化学的な処理で溶解した後に再び不溶化させるなどして再生繊維（レーヨン）として利用されている．

透析用のセルロース系膜もこのような方法で作製されている．

キチン・キトサン　キチンはカニやエビなどの甲殻類の外骨格から抽出され，N-アセチルグルコサミンが $\beta(1\to4)$ 結合した構造である．キトサンはキチンの脱アセチル化物（2位）であり，第一級アミノ基を有する塩基性多糖である．バイオマテリアルとしてのキチン，キトサンは抗菌性や創傷治癒効果も報告されており，創傷治療シート，DDS 用担体として研究されている．

アルギン酸　海藻から抽出され，β-D-マンヌロン酸と α-L-グルロン酸のブロックが交互に $(1\to4)$ 結合した直鎖状の化合物である．カルシウムイオンと結合してゲル化する．歯科材料や食品添加物として利用されている．

ヘパリン　糖鎖のアミノ基やヒドロキシ基の一部が硫酸化された多糖で，種々のタンパク質と相互作用して，抗凝固活性や細胞増殖因子の活性など，さまざまな機能を有する．血液凝固が忌避される手術中に投与したり，体外血液循環用のバイオマテリアル表面に固定化することで，抗血液凝固活性の誘導に使用される．

このほか，細胞外マトリックス（1・8節参照）を構成する多糖として，コンドロイチン硫酸，ヒアルロン酸（3・1・4節参照）などがある．

1・6　脂質と細胞膜
1・6・1　脂肪酸と脂質

脂肪酸　脂肪酸（fatty acid）は長鎖炭化水素の末端がカルボン酸である化合物であり，細胞膜を構成する**リン脂質**（phospholipid）などの原料である．グルコース解糖系の過程で生じる補酵素であるアセチルコエンザイム A（acetyl-CoA）が脂肪酸の原料で，アセチル基（炭素2個）が炭素源として使用されるため，天然脂肪酸の炭素数は偶数である．炭化水素鎖に不飽和結合をもつものを"**不飽和脂肪酸**"とよび，含まれる二重結合はすべてシス型である．グリセリンの3つのヒドロキシ基のすべてが脂肪酸エステルとなったものがトリアシルグリセロール（中性脂肪）であり，エネルギー貯蔵に使用される．

グリセロリン脂質　トリグリセリドの脂肪酸の1つが親水性のリン酸の誘導体となったものがグリセロリン脂質であり，細胞膜の主要な構成要素である（表1・3）．これらのなかで，最も存在比が高いのが，ホスファチジルコリン（レシチン）であり，負電荷と正電荷を1つずつもつため，全体として中性の両性イオンとなっている．ホスファチジルエタノールアミンも同様に中性の両性イオンであるが，ホスファチジルセリンやホスファチジルグリセロールは負電荷を1つもっている．こ

表 1・3 グリセロリン脂質の構造と名称

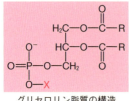

グリセロリン脂質の構造
R は炭化水素基

X の構造	リン脂質の名称
−H	ホスファチジン酸
−CH$_2$CH$_2$NH$_3^+$	ホスファチジルエタノールアミン
−CH$_2$CH$_2$N(CH$_3$)$_3^+$	ホスファチジルコリン（レシチン）
−CH$_2$CHNH$_3^+$ 　　　COO$^-$	ホスファチジルセリン
−CH$_2$ （イノシトール環 HO, OH, OH, HO, OH）	ホスファチジルイノシトール
−CH$_2$CHCH$_2$OH 　　　OH	ホスファチジルグリセロール

のため，一般に細胞膜は全体として弱い負電荷を帯びている．

スフィンゴ脂質　スフィンゴシンと脂肪酸が結合したものがセラミドであり，これにさらにリン脂質と類似の親水基が結合したものを**スフィンゴ脂質**（スフィンゴミエリン）という．シアル酸とよばれる糖類の一種である N-アセチルノイラミン酸が結合したスフィンゴ糖脂質群を特にガングリオシドといい，細胞内シグナル伝達などの機能を担っている．

ステロイド，エイコサノイド　**コレステロール**（cholesterol）はステロイド骨格をもつ脂溶性アルコールで各種ステロイドホルモンの前駆体であると同時に，動物細胞膜の重要な構成要素の一つである．痛みや熱，血圧調節，血液凝固，生殖においてホルモン様の活性を示すプロスタグランジン類は炭素数 20 のエイコサノイド類という化合物群の一種であり，アラキドン酸から合成される．

1・6・2　細胞膜および脂質集合体

脂質のように疎水性部分と親水性部分からなる分子（**両親媒性化合物**）は，疎水性部ができるだけ水と接触しないように疎水性相互作用（2・1・6 節参照）が働くため，水中でさまざまな集合体を形成する．セッケンのように疎水性鎖が 1 本だけの場合には，疎水性部分を内側にした球状の集合体である**ミセル**（micelle）を形成する（図 1・8）．ミセルが形成される最低の濃度を**臨界ミセル濃度**（critical micelle concentration, CMC）という．

これに対し，2 本の疎水性鎖をもつ化合物（リン脂質など）は疎水性部分と親水

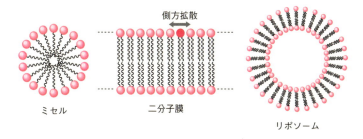

図1・8 脂質のつくる集合体

性部分の占める幅が同程度であり，会合分子がつくる面の曲率が低くなるため平面に近い構造をとりやすくなり，疎水部を向き合わせた**二分子膜**（bilayer）を形成する（図1・8）．さらに二分子膜は，その"端"が露出すると不安定になるため球形の閉じた小胞を形成する．これが**細胞膜**の基本構造である．この二分子膜は水分子以外の極性物質やイオンなどをほとんど通さない．二分子膜の脂質どうしは弱い疎水性相互作用だけで会合しているので，個々の脂質は膜面内をかなり速い速度で移動できる（側方拡散）．この移動のしやすさを膜の**流動性**（fluidity）とよぶ．膜の流動性は脂質の組成（不飽和脂肪酸をもつ脂質やコレステロールの含有量など）によって大きく影響を受ける．脂質分子を用いて，人工的に作製した二分子膜からなる小胞を**リポソーム**（liposome）とよぶ．リポソームは数十〜数百 nm 程度のサイズをもち，細胞膜モデルとして使用されるほか，薬物キャリヤなどとしても利用されている．

1・7 細　胞

　細胞の大きさと形は，その種類により大きく異なっているが，一般的な細胞の直径は十〜数十 μm 程度である．細胞膜（形質膜）は細胞の外と内を物理的に隔てるだけでなく，さまざまな機能を保持している．細胞膜の構造を模式的に示すと図1・9のようになる．リン脂質やコレステロール，糖脂質などから構成される二分子膜に，膜タンパク質が埋込まれた構造となっており，膜タンパク質は膜を貫通するものもあれば，外側あるいは内側だけを向いているものもあり，膜の内と外での非対称性がある．細胞膜の内側には**細胞骨格**（cytoskeleton）がある．これはチューブリンというタンパク質からなる微小管（microtubule）（直径約 25 nm），アクチンというタンパク質からなるミクロフィラメント（アクチンフィラメント，直径約

9 nm) などから構成されている.

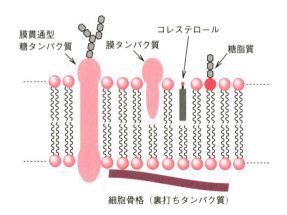

図 1・9　細胞膜の模式図

　細胞の種類によって異なるが,細胞の内部にはさまざまな膜に囲まれた**オルガネラ**(細胞内小器官, organelle)が存在する.細胞内のオルガネラ以外の部分を**細胞質**(cytoplasm)とよぶ.図 1・10 には真核細胞の典型的な細胞内の様子を模式的に示した.**核**(nucleus)には,ゲノム DNA が**染色体**(chromosome)として存在している.ヒストンに巻き付けられたゲノム DNA がさらに凝縮したものを**クロ**

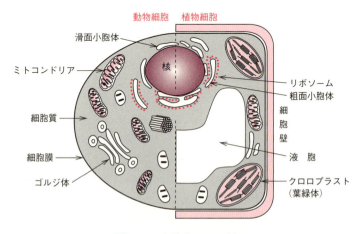

図 1・10　細胞内のオルガネラ

マチン(chromatin)とよび,染色体はクロマチンからなる構造体である.核の周囲には**小胞体**(endoplasmic reticulum)がある.小胞体のうち,表面にリボソーム粒子が突起状に並んでいるものは**粗面小胞体**とよばれ,分泌タンパク質(細胞外で働くタンパク質)の合成が行われる.リボソームをもたない小胞体は**滑面小胞体**とよばれ,脂質などの合成を行っている.合成されたタンパク質の糖鎖修飾を行うのが**ゴルジ体**(Golgi body)である.

ミトコンドリア(mitochondria)は生物の細胞呼吸を担っている.内部には,クリステとよばれるくぼみをもった内膜がある.ミトコンドリアは,"自前"の遺伝子やリボソームを有しており,もとは独立した生物であったものが真核細胞と共生するようになったと考えられている.親細胞からさまざまな物質を受取り,酸素を用いた酸化反応により得られるエネルギーを細胞全体に供給している.

細胞が物質を取込む経路はいくつかあり,イオンや小分子はそれらを通過させる専用のチャネルタンパク質や輸送タンパク質により運搬される.より大きなものを取込むときには,膜運動を伴った**エンドサイトーシス**(endocytosis)という機構などで,細胞膜を陥没させるようにして取囲む.エンドサイトーシスで物体を取込むと細胞内にその物体を内包した新たな小胞ができるが,これが**エンドソーム**(endosome)である.エンドソームは多種類の分解酵素を含んだ**リソソーム**(lysosome)というオルガネラと融合して二次リソソームとなり,取込んだ物質が分解される.

1・8 組織および臓器

生体組織および臓器は,細胞や細胞外マトリックスの働きおよび分子間情報伝達によって,その形成や恒常性維持がなされ適切な機能を発揮する.したがって,バイオマテリアルの設計を行う際には,それぞれの細胞やタンパク質といった,ミクロスケールでの生命現象を理解する必要がある.以下に登場するタンパク質の一部は,3章でもふれるので参照されたい.

1・8・1 細胞から組織へ

生体内における細胞は,他の細胞やさまざまな**細胞外マトリックス**(extracellular matrix, ECM)(3・1・1節参照)に囲まれて,他の細胞との接着(**細胞間接着**),ECMとの接着(**細胞-細胞外マトリックス接着**)によって,その機能は影響を受ける(図1・11).**密着結合**(tight junction)では,隣合う2つの細胞の膜どうしが

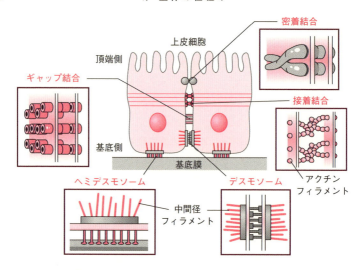

図1・11 細胞間接着と細胞-マトリックス間接着

密着して結合し，細胞膜どうしが完全にシールされることで，さまざまな水溶性分子が細胞と細胞の間を通過するのを防ぐ．**接着結合**（adherence junction）と**デスモソーム**（desmosome）は，カドヘリンとよばれる膜貫通タンパク質ファミリーを中心に形成され，それぞれの細胞のアクチンフィラメントの束どうし，中間径フィラメントの束どうしをつなぐ．さらに，このような隣合う細胞どうしは，**ギャップ結合**（gap junction）によってイオンや低分子物質の細胞間移動を可能にしている．この結合は，コネキシンというタンパク質の複合体であるコネキソンの連結によって形成され，わずかな隙間を隔てて細胞膜が接している．ECMとの間では，細胞は膜タンパク質であるインテグリン（図3・1参照）を中心とした**ヘミデスモソーム**（hemidesmosome）を形成し接着することで細胞外からの情報取得を行う．このようにして，細胞の増殖や分化，形質発現の過程が制御される（図1・12）．

　生体における組織は，以下の4種類に大別される．**結合組織**では，豊富に存在するECMが組織に強度を与えている．これに対して**上皮組織**や**筋組織**などでは，ECMは乏しく，細胞どうしの結合が顕著であり，組織の強度も細胞自体が多くを担っている．**神経組織**は刺激による興奮の伝導・伝達を行う．それぞれの臓器は，細胞や組織の集合体である．したがって，個々の臓器は固有の機能を発揮するため

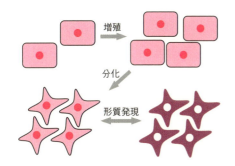

図1・12 細胞の増殖, 分化, 形質発現

に, 多様な形態や構造をもつ. 各臓器の機能について以下に述べる.

1・8・2 骨 格 筋

　筋組織は, 収縮性を有する筋線維からなる組織であり, 筋線維の形態によって, **骨格筋**（skeletal muscle）, **心筋**（myocardium）, **平滑筋**（smooth muscle）に分けられる. 特に骨格筋は, 骨格の可動部を動かす筋肉であり, 動物の運動には欠かすことのできない代表的な運動器官である. 筋骨格を構成する筋線維はそれぞれが1つの細胞であり, 合胞体とよばれる多数の核をもつ細胞である. 細胞の骨格内では, アクチンフィラメントとミオシンフィラメントが規則的に並行に配しており, 光学顕微鏡で縞模様が観察される**横紋筋**（striated muscle）を形成する. 骨格筋の収縮は, アクチンフィラメントがミオシンフィラメントの中央を滑走することによって起こる（図1・13）. このように, 骨格筋は私たちが意識して動かすことができる筋肉であり, 一般的に筋肉とよばれるのは主に骨格筋のことである.

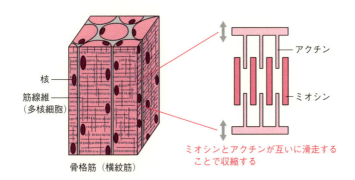

図1・13 筋組織の弛緩・収縮の仕組み

1・8・3 心　臓

　心筋と平滑筋は意識して動かすことができない筋組織である．心筋は心臓を構成する筋肉であり，心筋が壊死すると心筋梗塞や狭心症などの心不全をひき起こす．心筋は骨格筋と同じく横紋筋をもつが，単核の心筋細胞から構成される．心筋細胞どうしは，デスモソームやギャップ結合で連結していて，低分子物質やイオンの透過によって活発に情報共有を行う．このように心筋細胞どうしのネットワークにより，隣接する細胞に興奮を次々と伝播し心室全体を収縮することで，心臓のポンプ機能を調整している．

1・8・4 血　管

　心臓の左心室から拍出された血液は，**弾性動脈**（elastic artery），**筋性動脈**（muscular artery），**細動脈**（arteriola）といった動脈系から末梢の毛細血管を経て，静脈系から右心室へと戻り循環される．動脈においては，平滑筋の働きによって弛緩・収縮がなされ，コラーゲン線維や弾性線維などの ECM によって形態の維持がなされている．動脈は基本的には**内膜**（intima），**中膜**（media），**外膜**（adventitia）の 3 層構造によって構成される（図 1・14）．内膜層は内皮細胞，内膜下組織と基底膜からなる．中膜層は平滑筋細胞とコラーゲン線維，弾性線維によって構成される．外膜層は栄養血管や，平滑筋を調整する神経，線維芽細胞とコラーゲン線維，弾性線維によって構成される．中膜層では，平滑筋細胞が血管の断面の円周方向に

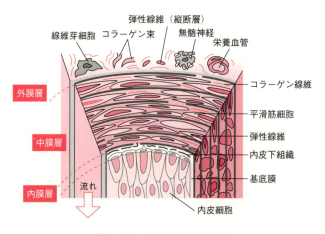

図 1・14　**血管組織の 3 層構造**

配列しており，血流を押し出すポンプの役割をもつ．一方で，平滑筋の収縮によって血管径が細くなり，血管の抵抗が高まると高血圧をひき起こす．さらに，動脈硬化などの血管疾患においては，平滑筋細胞の形質が変化して異常に増殖することが原因であると考えられている．つまり，平滑筋細胞の健康状態が血管組織全体の機能を大きく左右する．

1・8・5 皮　膚

　皮膚は，人体を覆い外界から保護するとともに，体温の調節，刺激の感受を行う生命の維持に不可欠な組織である．皮膚は**表皮**（epidermis），**真皮**（dermis），**皮下組織**（subcutis）の3層から構成される（図1・15）．

　"表皮"は上皮組織であるのに対して，真皮と皮下組織は結合組織からできている．表皮は角質層，顆粒層，有棘層や基底膜の4層よりなる．基底膜は表皮最下層で1層からなり，基底細胞は縦に細長く円柱形である．角化細胞では隣接細胞との間に，1・8・1節で示したすべての細胞間接着装置が存在するが，特にデスモソームが主要である．また，下方の基底膜や真皮とはヘミデスモソームで結合する．このような接着装置は固定したものではなく，出現・消失を繰返して角化細胞は上層に移動する．有棘層において，細胞は下方ほど多角形で，上層ほど扁平となり5～10層並んでいる．顆粒層では，細胞はさらに扁平になり1～数層をなし，細胞の核や小器官が消失し始める．最も外側にある角質層では，扁平で無核の細胞（死んだ角化細胞）が重層化して存在する．細胞間は不溶性の線維状タンパク質であるケラチンにより満たされていて，生体外部からの物質の侵入を物理的に防いでいる．さ

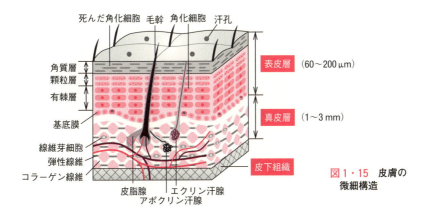

図1・15　皮膚の微細構造

らに，角質層は約 20％の水分を含み，皮脂腺から分泌される脂質によって皮膚の表面を覆い，水分の蒸発を防ぐバリア機能をもつ．

"真皮"は，コラーゲン線維や弾性線維，線維芽細胞などの細胞成分から構成されていて，皮膚の構造的安定性を保持する．このように，皮膚ではさまざまな種類の細胞や ECM が豊富に存在し，それぞれが密接に関与している．

1・8・6 腎　　臓

腎臓は，構成される ECM の物理的性質によって，その機能が大きく影響を受ける．腎臓は泌尿器系の器官の一つで，体液量と組成の維持，老廃物の除去，内分泌の調整などの役割をもつ．老廃物の除去は，血液（血漿）の"ろ過"により尿を生成し，体外へ排泄することで行われる．血液が糸球体を通過すると，原尿（水分，分子量の小さなタンパク質，糖，電解質など）がつくられるが，その成分のほとんどは尿細管において再吸収され，最終的に濃縮された尿が体外に排泄される．糸球体や尿細管が冒され，末期腎不全に至ると，透析治療や臓器移植が必要になる．

糸球体（glomerulus）は腎臓に入った動脈が枝分かれして，最終的には糸くずの塊のような形をした毛細血管網であり，内皮細胞，上皮細胞，メサンギウム細胞と基質，糸球体基底膜によって構成される（図 1・16）．さらに，糸球体基底膜は，通常の基底膜より厚く，固有層と内・外透明層からなる．その構成成分は，Ⅳ型コラーゲン，プロテオグリカン，ラミニン，フィブロネクチンである．特にプロテオグリカン（たとえばヘパラン硫酸）は，電気的陰性な成分に富むため，基底膜は全体として負電荷を帯びている．このため，アニオン性粒子は電気的な反発によっ

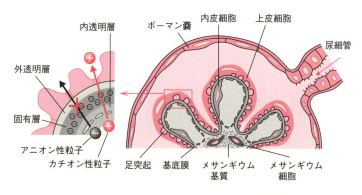

図 1・16　腎臓（糸球体）における物質の選択的透過性

てろ過しにくくなり，たとえば分子量の比較的大きいアニオン性のアルブミンはほとんどろ過されない．このような透過性はアニオン性粒子で最も低く，荷電のない粒子，カチオン性粒子の順に高くなることから，選択的な物質透過が可能となる．このように，腎臓は構成される ECM の電気的性質を活用することで，タンパク質やイオンのろ過を行い，生体内の恒常性を保つ．

1·8·7 眼　球

眼球は光の屈折を調整するための角膜，水晶体とチン小帯，光量の調節を行うぶどう膜（虹彩，毛様体，脈絡膜），目の内部成分としての房水と硝子体，取込んだ光を結像する網膜，外壁部分としての強膜などからなる（図1・17）.

このうち**角膜**（cornea）は目の最外層を構成する透明組織であり，光を取入れるための窓の役割をもつとともに，光を屈折させて目のピントを合わせる働きをもつ．角膜は，外側から上皮層，ボーマン膜，実質層，デスメ膜，内皮細胞層による5層構造をなしている（図1・17）．上皮層は5, 6層の細胞層からなり，基底部の細胞は細胞分裂が盛んで，分裂した細胞は扁平化し，表層に"遊走"する．ボーマン膜は，上皮基底膜下にある構造をもたない組織で，コラーゲン原線維とグリコサミノグリカンからなり，柔軟性と構造を支持する役割を果たす．実質層は，全体の厚みの90%を占め，角膜実質細胞とともに，角膜表面と平行に走行する規則正しい層状の ECM から構成される．実質層の ECM は，Ⅰ型コラーゲンを中心として，Ⅲ，Ⅴ，Ⅵ型コラーゲンとプロテオグリカンからなる直径約 29 nm の原線維が，約 59 nm の間隔で並んでいる．角膜の透明化は，角膜の線維径が可視光の波長以下で

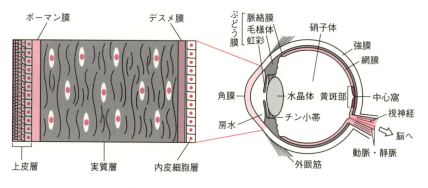

図1・17　眼球の構造と角膜の微細構造

あること，コラーゲン線維が規則的に配列していることで，採光の効率を高めると考えられている．一方で，強膜（白目）の構成要素は角膜と同様であるが，コラーゲン原線維の配列や線維径が異なることで，強膜は白く見え，まったく異なる機能を有する．視力回復のためのレーシック手術では，実質層をレーザーで矯正するため一定以上の実質層の厚みが必要となる．デスメ膜は角膜内皮細胞からつくられる基底膜である．内皮細胞層は，特徴的な六角形の細胞が敷石状に規則的に配列する1層の膜構造である．内皮細胞は，柵およびポンプ機能をもち，角膜の代謝や透明性の維持に重要な役割を担っている．角膜の内皮細胞は増殖性がなく，欠損すると周囲の細胞が面積を拡大して欠損箇所を補うが，大きな欠損では角膜移植が必要となる．

1・8・8 骨

骨は脊椎動物の骨格として，主に**アパタイト**（apatite）結晶とコラーゲン線維（3・1・2節参照）から構成される組織であり，その機能は多岐にわたる．たとえば，生物の体重を支え，運動の起点や臓器の保護といった力学的な機能をもつ．その一方で，骨の構成要素のうち約70%（重量比）はリン酸カルシウムの一種であるアパタイトから構成されるため，カルシウムやリンの貯蔵庫としての代謝機能もあわせもつ．生体内のアパタイト結晶は，ハイドロキシアパタイト $Ca_{10}(PO_4)_6(OH_2)$（2・3・1節参照）をベースに Na^+，Mg^{2+}，CO_3^{2-} といった多種のイオンで置換され

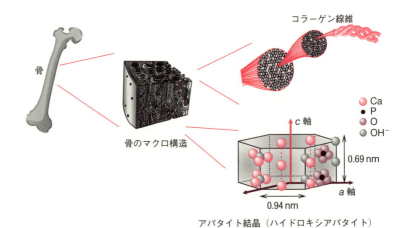

図1・18 骨の階層構造

ており，結晶の伸長方向に大きな異方性をもつ（図1・18および7章のコラム参照）．

骨形態，骨構造の形成や維持においては，骨を構成する3種類の細胞の働きが重要となる（6・4節参照）．**骨芽細胞**（osteoblast）は骨を形成し，**破骨細胞**（osteoclast）は骨を吸収する．さらに骨芽細胞は骨中に埋まって**骨細胞**（osteocyte）となり荷重を感受し，骨細胞は骨芽細胞や破骨細胞との細胞間の連携によって生体シグナルを伝達する．この骨を構成する細胞間のクロストークが，力学的刺激やホルモンなどの生理活性物質の感受や応答を可能とし，骨をつくっては壊す，**骨代謝**（bone metabolism）をつかさどる．骨粗鬆症などの骨疾患は，骨の代謝異常が主な原因としてひき起こされる．したがって，骨粗鬆症治療ではこうした骨代謝の乱れを回復するための薬剤が広く使用されている．

1・8・9 歯および歯周組織

歯は骨と同様に，主にアパタイト結晶とコラーゲン線維から構成されるが，それらの重量比の違いによって，外側から**エナメル質**（enamel），**象牙質**（dentine），**セメント質**（cementum）の3層の硬組織に分けられる（図1・19）．

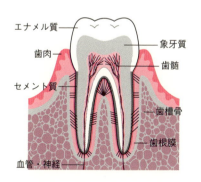

図1・19 歯および歯周組織

"エナメル質"は，96％がアパタイト結晶などの無機質，2％が有機質，2％が水分から構成されており，生体内で最も硬い．有機質は主にエナメルタンパク質である．一般的に虫歯とよばれるう蝕（dental decay）は，口腔内のpHが低下するとエナメル質から溶け始め，う蝕がさらに進行すると象牙質やセメント質などの深層へと達する．

"象牙質"は，歯の大部分を占めており，エナメル質よりも硬さはやや劣るが弾

性に富む．70％が無機質，18％が有機質および12％が水分である．無機成分はエナメル質と同じアパタイト結晶であるが，結晶の大きさはエナメル質よりも小さい．

"セメント質"は，歯根象牙質を囲っている硬組織で，歯の支持組織として働く．65％が無機質，23％が有機質および12％が水分であり，硬さは骨に匹敵する．

生物が正常に咀嚼を行うためには，**歯周組織**（periodontium）を健全に保つことが必要となる．歯周組織は，セメント質のほか，歯根膜，歯槽骨，歯肉などの総称である．特に歯根膜は歯周靭帯ともよばれ，咀嚼運動時に歯に加わった咬合力が歯槽骨に直接伝わらないように，顎骨の衝撃が歯に強く伝わらないように歯と顎骨との間の緩衝帯としての役割をもつ．主成分はコラーゲン線維であり，シャーピー線維（Sharpey's fiber）はその一端をセメント質に，他端は歯槽骨に強固に結合している．

2

バイオマテリアル
―高分子・金属・セラミックス―

　バイオマテリアルを材料に従って分類すると，"高分子（ポリマー）"，"金属"および"セラミックス"に大別される．この章では，まず各材料を形づくる基本的な結合様式について簡潔にふれ，続いてバイオマテリアルの具体的な例を示し，それらの構造や特徴的な性質，および合成などについて解説する．

2・1　化学結合および分子間力

　複数の原子が**化学結合**（chemical bond）により連結され，分子や結晶が構成される．代表的な化学結合には，"共有結合"，"イオン結合"，"金属結合"があり，それぞれ有機分子，無機結晶，金属結晶を形づくる基礎となっている．原子間における**電気陰性度**（electronegativity）の差や個々の原子における電気陰性度の大きさに基づき，その結合様式が決定される．すなわち，電気陰性度の差の大きい原子どうしが結合すると，一方の原子へ電子が移動するイオン結合を形成し，電気陰性度の差が小さい場合は，電子を互いに出し合う共有結合や金属結合を生じる．一般に，電気陰性度の差が2よりも大きいときはイオン結合を形成する．さらに定性的には，電気陰性度が高い原子どうしでは共有結合を，低い原子どうしでは金属結合を生じる．"配位結合"は共有結合の一種であるが，分子と原子，分子とイオンの間や，分子どうしにも働く結合である．一方で，分子どうしをつなぐ結合は原子間の結合に比較して弱く，特に**分子間力**（intermolecular force）とよばれる．分子間力には，"水素結合"，"疎水性相互作用"，"静電的相互作用"，"ファンデルワールス力"などがある．

2・1・1 共有結合

構成原子間で結合電子対が共有される結合を**共有結合**(covalent bond)という(図2・1).2つの原子間で1対の2電子を共有することにより**単結合**(single bond)が,2対の4電子を共有することで**二重結合**(double bond)が,3対の6電子を共有することで**三重結合**(triple bond)が生成する.これらは**σ結合**(σ bond)と**π結合**(π bond)が組合わさったものであり,単結合はσ結合のみ,多重結合はσ結合とπ結合の組合わせからなる.σ結合は回転可能な強い結合であるが,π結合は弱い結合であり,軌道の重なりが起こることから回転不可能である.

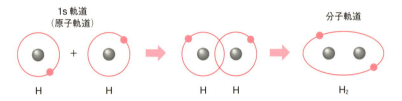

図2・1 共有結合 2つの水素原子が2個の電子を共有して水素分子を形成する.

2・1・2 イオン結合

陽イオンと陰イオンとの間にできる**静電的引力**(**クーロン力**)による結合を**イオン結合**(ionic bond)という(図2・2).イオン間に働く静電的引力には方向性がなく,空間のどの方向にも作用するため,陽イオンと陰イオンは互いにできる限り多く集まって,イオン結晶を形成する.

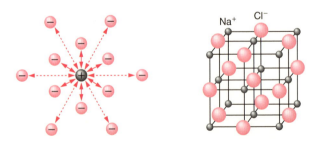

図2・2 イオン結合 Na^+とCl^-が互いに引き合いイオン結晶を形成する.

2・1・3 金属結合

金属原子Mはn個の価電子を放出してn価の陽イオンとなる.放出された**自由**

電子 (free electron) は多数の陽イオンの間を自由に動き回りながら金属陽イオンどうしを結びつける．このような結合を**金属結合** (metallic bond) という（図 2・3）．合金では原子間相互作用により，同種原子どうしが集積される"クラスタリング"と異種原子どうしが隣接しやすい"オーダリング（規則結合）"に分類される．

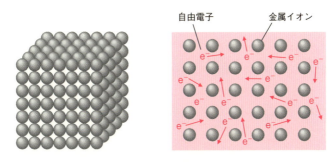

図 2・3　金属結合

2・1・4　配位結合

共有結合と同様に 2 個の結合電子からなる結合であるが，結合電子がどちらか一方の原子だけから供給される結合を**配位結合** (coordinate bond) という．たとえば，アンモニア分子 NH_3 とプロトン H^+ が反応して NH_4^+ となるときには，窒素原子の孤立電子対から 2 つの電子が供給され，新たに N–H 結合が形成される．このように孤立電子対をもつ分子あるいはイオンが供与体として働く一方，金属や金属イオンが受容体となって配位結合を形成して生じる化合物を**金属錯体** (metal complex) という．

2・1・5　水素結合

水素原子が酸素 O，窒素 N，フッ素 F などの電気陰性度の大きい原子 X と共有結合している極性分子においては，プロトン受容体となる分子あるいは原子 Y との間に水素原子を介した結合を生じる．このような結合を**水素結合** (hydrogen bond) という．水素結合は同種の分子だけでなく，異種の分極した分子との間でも形成される．

$$XH + Y \longrightarrow X-H\cdots Y$$

ここで，X–H 結合は共有結合であり，その結合エネルギーは数 $100\ \mathrm{kJ\ mol^{-1}}$ である．これに対し，水素結合の結合エネルギーは $10 \sim 40\ \mathrm{kJ\ mol^{-1}}$ であり，分子間力

のなかでは最も強固な結合である．

すでに1章で述べたように，水素結合は生体物質の構造の形成などに重要な役割を果たす．たとえば，DNA二重らせん構造は塩基対間の水素結合により安定化され（1・2節参照），タンパク質の二次構造であるαヘリックスはペプチド鎖中の水素結合により形成される（1・3節参照）．

2・1・6 疎水性相互作用

無極性あるいは疎水性の物質は水に溶解せず，一方で極性あるいは親水性物質は水に可溶である．たとえばカルボキシ基（−COOH），アミノ基（−NH_2），ヒドロキシ基（−OH）はいずれも極性基であり，電気陰性度の大きな原子を有する双極子である．したがって不均一な電荷分布をもち，水分子と水素結合を形成する．一方で無極性（疎水）基は電気陰性度の大きい原子をもたず，たとえばメチル基（−CH_3）は双極子でないため，水とは相互作用しない．よって，会合した水分子中に疎水性分子を混入すると，疎水性分子と水分子との間では水素結合を形成しないため，疎水性分子のまわりの水分子は水素結合する相手を失うことになる．その結果，熱力学的な損失を最小にするために疎水性分子を取囲むように水分子のかごが形成され，水分子のネットワークから除外された疎水性分子が"仕方なく"集合するようになる（図2・4）．この現象を**疎水性相互作用**（hydrophobic interaction）という．この場合，疎水性分子間にはファンデルワールス力（後述）以外の引力が特に働いているわけではない．界面活性剤のような両親媒性分子が水中でミセル（1・6・2節参照）を形成するのも，同じ原理による．

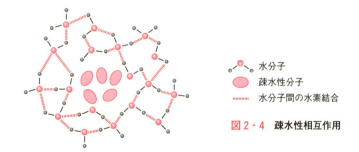

図2・4 疎水性相互作用

2・1・7 静電的相互作用

イオンや荷電した分子（官能基）間に働くクーロン力を**静電的相互作用**（electrostatic interaction）という．静電的相互作用は電荷が反対符号のときは引力，電荷が同符号のときには斥力となり，電荷の大きさに比例し，距離の二乗に反比例する．周囲の媒質の誘電率の影響を受け，水溶液中では，塩濃度が高いほど遮蔽効果により弱くなる．生理的 pH では，−COOH 基や−NH$_2$ 基は電離してそれぞれ，−COO$^-$，−NH$_3^+$ となって電荷をもち，他の電荷をもつイオンや分子と静電的相互作用する．

2・1・8 双極子-双極子相互作用

ほとんどの結合では構成する原子の電気陰性度の違いより，その結合電子雲に偏りがある．これが分極（極性）であり，その偏りの大きさと向きを表すベクトル量が"双極子モーメント"である．分子の双極子モーメントは各結合の双極子モーメントのベクトル和であるため，対称性をもたない分子は全体として双極子モーメントをもつ．この双極子モーメントの両末端は，いくぶん正および負に帯電しているとみなすことができ，他の分子の双極子との間で静電的相互作用が生じる．このような**双極子-双極子相互作用**（dipole-dipole interaction）は，双極子モーメントの大きい分子ほど大きくなるが，一般に水素結合より弱い．

2・1・9 ファンデルワールス力

分極が非常に小さい炭化水素やヘリウム，ネオンなどの分子では双極子モーメントはほとんどゼロであり，双極子-双極子相互作用は働かない．しかしながら，瞬間的には分子内での電子の偏りにより分極が生じる．この分極した分子はさらに他の分子に分極を誘起する．このようにして生じた瞬間的な分極を通して分子間に働く引力を**ファンデルワールス力**（van der Waals force）という．その結合エネルギーは 4 kJ mol^{-1} 程度であり，その大きさは原子あるいは分子間距離の六乗に反比例する．

2・2 金　属

　金属（metal）は，無数の原子が三次元的に規則配列した結晶構造をもつ．結晶は 7 つの結晶系と 14 個のブラベ格子からなる．図 2・5 には，それぞれ代表的な結晶構造である**体心立方**（bcc, body centered cubic）構造，**面心立方**（fcc, face centered cubic）構造，**六方最密充填**（hcp, hexagonal close-packed）構造を示す．これらの結晶構造が無数に積み重なって結晶（単結晶）を形成するが，金属の多く

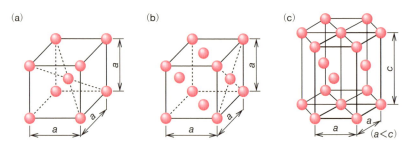

図 2・5 代表的な結晶構造 (a) 体心立方(bcc), (b) 面心立方(fcc), (c) 六方最密充填(hcp)

は積み重なりの向きが異なる結晶が多数集合してできた**多結晶体**である.

合金(alloy)の構造には原子の配列の仕方により,固溶体と金属間化合物がある.**固溶体**(solid solution)は,結晶構造中に異種原子が入り込んで,固体状態で混じり合っており,構成原子のすき間に異種原子が入り込んだ**侵入型**と,構成原子が異種原子に置き換わった**置換型**がある(図 2・6).一方,**金属間化合物**は異種原子どうしが隣接しやすい相互作用をもつ場合に,2 種類以上の金属原子が簡単な整数比で結合してできた化合物であり,例として,チタンニッケル合金(2・2・4 節参照)などがある.

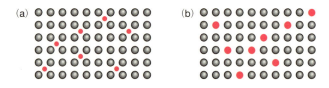

図 2・6 **固溶体** (a) 侵入型固溶体, (b) 置換型固溶体

金属は,力学的特性(強度,靱性,延性)に優れるため,医療デバイスでは多くの場合,力学的信頼性を必要とする部位に適用され,"生体毒性"の低い元素からなるバイオマテリアルが用いられる.生体内で用いられる金属は,整形外科分野を中心に広く臨床応用されている(7・3, 7・4 節参照).以下に,医療デバイスとして活用される金属や合金の特徴を解説する.

2・2・1 ステンレス鋼

ステンレス鋼(stainless steel)は,鉄 Fe をベースとし,クロム Cr の添加(濃

度 10.5 mass% 以上）により耐食性が高められ，機械的特性に優れた合金である．ステンレス鋼の耐食性は，表面に形成される不動態皮膜（クロムが濃化し結合水を含む厚さ数 nm の酸化膜層）により生じる．金属組織に基づき体心立方構造のフェライト（ferrite）系，面心立方構造の**オーステナイト**（austenite）系，**マルテンサイト**（martensite）系，2 相系などに分類される．組織の安定性はシェフラー（Schaeffler）図で示され（図 2・7），Cr 当量と Ni 当量を用いて説明できる．低炭素（<0.03 mass%），高モリブデン組成をもつオーステナイト系の SUS316L（Fe-20Cr-14Ni-3 Mo）*は体内に留置する場合によく利用される．一方，注射針や手術器具などには，工業製品として広く普及しているオーステナイト系の SUS304（Fe-18Cr-8Ni）など，さまざまな種類のステンレス鋼が利用される．アレルギー性の高いニッケルを除いた高窒素含有ステンレス鋼も開発されている．

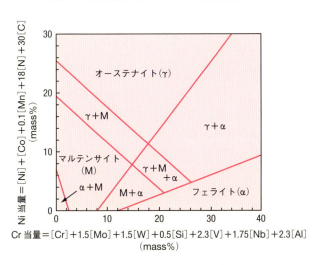

図 2・7　シェフラー（Schaeffler）図

2・2・2　コバルトクロム合金

コバルトクロム（Co-Cr）合金は，強度，耐食性，耐摩耗性に優れることから，人工関節の摺動部や高強度を必要とする医療部材として利用される．合金の特性は

---

*　合金の表記は，濃度の高い合金成分から順番に並べ，それぞれの質量%（mass%）を示す．たとえば，Fe-20Cr-14Ni-3Mo は 63 mass% Fe-20 mass% Cr-14 mass% Ni-3 mass% Mo 合金のことである．

積層欠陥（stacking fault）エネルギーにより大きく支配される．積層欠陥は原子の積層の乱れによる二次元格子欠陥であり，原子が正しく積層した場合とのエネルギー差が積層欠陥エネルギーに相当する．積層欠陥エネルギーが低下すると，面心立方構造である母相でのマルテンサイト変態（後述）を誘発し，図2・8に示した六方最密充填構造のε相（濃い灰色部分）を形成し強化される．また，炭素濃度の増加により，Crやモリブデン Mo が濃化したカーバイド相を析出し強化される*．

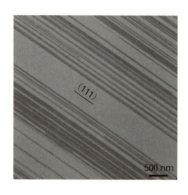

図2・8 Co-Cr-Mo 合金中のε相
薄い灰色部分が母相，濃い灰色部分がε相

2・2・3 チタンおよびチタン合金

チタン Ti およびチタン合金は軽量，非磁性，優れた力学的特性，耐食性，無毒性，さらには新生骨組織と直接結合することから，ステンレス鋼やコバルトクロム合金に比べて多用されている．使用されるチタン合金の大部分が Ti-6Al-4V であり，耐食性や比較的大きな強度が必要とされる部位に利用される．純チタンは温度上昇により 1155 K でα相（六方最密充填構造）からβ相（体心立方構造）へと同素変態する．さらにバナジウム V，鉄 Fe，ニオブ Nb，モリブデン Mo，タンタル Ta などのβ相安定化元素を添加すると，図2・9に示すように，α型，（α+β）型，準安定β型，安定β型へと変化する．ここで，Ms 点はマルテンサイト変態（2・2・4節参照）が起こる温度を，α′，α″はそれぞれ六方晶系と斜方晶系の準安定なマルテンサイト相を示す．Ti-6Al-4V に代表される（α+β）型合金は強度-延性バランスにすぐれ，摺動部を除く人工関節で利用されている．また，準安定相は合金

---

* 金属材料の強化は転位のすべりを抑制することで実現される．その方法の一つとして，結晶中に転位（4・1・1節参照）の障害となる異なる結晶構造をもつ析出物を分散させ，転位運動を抑制する"析出強化"がある．

の力学的特性に影響を及ぼすことから，以下のようにバイオマテリアルを設計するうえで重要な役割を果たす．

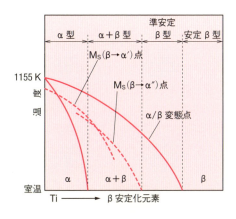

図2・9　β安定化元素の添加に伴うチタン合金の分類

一般に，金属材料は生体骨よりも弾性率が高いため，応力が金属材料に優先的に負荷され，生体骨への正常な応力伝達が阻害される．この現象は**応力遮蔽**（stress shielding）とよばれ，さまざまな骨機能の劣化や喪失をもたらす．そのため，応力遮蔽を低減するような材料の開発が求められる．たとえば，準安定β型合金は格子不安定により低弾性率化するので，生体骨への応力遮蔽を防ぐことができる．また，合金の弾性率は価電子濃度（総価電子数 e と総原子数 a の比）と関係し，e/a の値が4に近いチタン合金は，結晶方位の異方性を示し，[100]方向に低弾性率化す

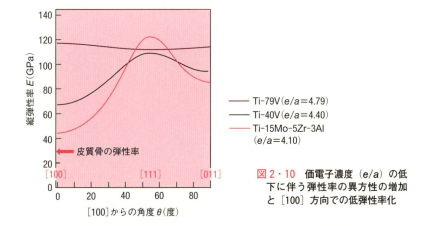

図2・10　価電子濃度（e/a）の低下に伴う弾性率の異方性の増加と［100］方向での低弾性率化

ることから（図 2・10），皮質骨の弾性率（30 GPa）に近い値をもつ β 型単結晶合金は応力遮蔽の抑制が期待される．弾性率については 4・1・2 節を参照されたい．

2・2・4 チタンニッケル合金

チタンニッケル合金は"形状記憶効果"や"超弾性"を示す金属間化合物である．**形状記憶効果**（shape memory effect）は，マルテンサイト変態点以下の温度で変形を与えても，マルテンサイト変態点以上で元の形状に回復する現象である．一方，**超弾性**（superelasticity）は変態温度より少し高い温度で弾性限界を超えて変形しても，除荷とともに形状を回復する現象である．いずれも**マルテンサイト変態**（martensitic transformation）とよばれる結晶の原子列が無拡散変態によって，せん断的に変位することが原因である（コラム参照）．形状記憶効果はマルテンサイト相が温度の低下や等温保持で可逆的に成長する**熱弾性型**マルテンサイト変態で生じ，超弾性は応力負荷のもとで変態としての**応力誘起**マルテンサイト変態により発生する現象である．チタンニッケル合金の形状記憶効果・超弾性は，歯列矯正用ワイヤ，ステント，カテーテル，ガイドワイヤ，動脈瘤クリップ，血栓コイルとしてすでに臨床応用されている．さらに，アレルギー性元素であるニッケルを含まない Ti-Nb-Al 合金など生体に有害な元素を含まない形状記憶・超弾性合金も開発されている．

2・2・5 貴金属合金

貴金属（noble metal）は，金 Au，銀 Ag，イリジウム Ir，オスミウム Os，パラジウム Pd，白金 Pt，ロジウム Rh，ルテニウム Ru の 8 種類の元素をさす．いずれも化学的安定性に優れ，良好な耐食性を示し，腐食や酸化が起こりにくいことから，その合金はバイオマテリアルとして歯科分野で主に用いられる．生体用としては，主に金合金，パラジウム合金，銀合金，白金および白金系合金の 4 種類に大別される．金合金では，単独では十分な特性が得られないため，銀，銅，白金，パラジウム，亜鉛，イリジウムなどを添加する．銅の添加は，Au_3Cu や $AuCu$ の規則合金の形成により時効硬化を促進する．

2・2・6 タンタル

タンタル Ta は体心立方構造をとり，化学的安定性が高いことから，整形外科用チタン合金の添加元素もしくは純タンタルとして用いる．Ta は骨と直接結合す

基礎知識　マルテンサイト変態と形状記憶効果・超弾性

　一部の金属材料において，原子の拡散を伴わず（無拡散），原子の連携したせん断運動での短距離の変位により結晶構造が変化することを**マルテンサイト変態**という．鋼を高温から急冷し，刀を仕上げる際の焼き入れ硬化がマルテンサイト変態では有名である．この場合，面心立方構造から体心正方晶への変態が起こり，変態に伴う不可逆的な転位などの格子欠陥や炭素の存在による格子ひずみの導入が硬化をひき起こす．

　図1に示すように，マルテンサイト変態時（冷却時 (a)→(b)）には，余分な仕事を必要としないように母相からマルテンサイト相へと変化する際に外形状はほとんど変化（自己調整）しない．その状態で変形を行うと内部に形成されたマルテンサイトバリアントが再配列し，大きな変形を担いつつ形状変化する（変形時 (b)→(c)）．この際，バリアントの変換が可逆的に発生する場合には，加熱によって再び母相の結晶構造へ戻る際に形状が回復し（加熱時 (c)→(a)），結果として**形状記憶効果**を発生する．さらに，冷却だけではなく応力負荷時によってマルテンサイト変態が発生する場合があり，その際の見かけの弾性率はきわめて低く，応力の上昇なしにひずみが発生する．その後の除荷に伴い形状回復することから，見かけ上大きな弾性ひずみを生じるように見えるため，**超弾性**とよばれる．

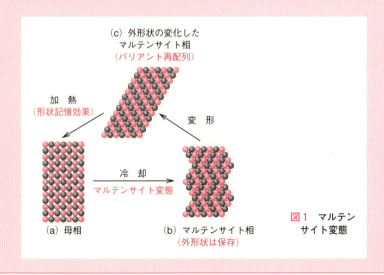

図1　マルテンサイト変態

ることから，カーボン鋳型を用いた多孔体とすることで新生骨を誘導し，アンカリング効果をもたらすことで生体骨との間で強固な結合を形成する．多孔体タンタルは，人工股関節のカップ部分，ステムの骨接触部分，人工膝関節の脛骨接触部，骨折固定用スクリュー，椎体固定具などに幅広く応用されている．

2・3 セラミックス

セラミックス（ceramics）には一般に高温で焼き固めてつくられた多結晶焼結体（5・3 節参照）や結晶構造をもたない**非晶質**（amorphous）固体であるガラスなどがある．

バイオマテリアルとして用いられるセラミックスは主にリン酸カルシウムと金属酸化物であり，いずれも結合様式は，陽イオンと陰イオンとの間にできるイオン結合である．バイオマテリアルとしてのセラミックスは骨に埋植されたときの挙動によって，"生体不活性"，"生体吸収性"，"生体活性" の 3 つに分けられる．

骨・関節や歯牙周辺部位に加え，人工心臓弁や経皮デバイスに使用される．当初は，**生体不活性**（バイオイナート，bioinert）であり，生体内に半永久的に残留することを前提とする生体親和性が良好かつ十分な強度をもつ材料として追求された．アルミナを代表とする酸化物が相当する．こうした材料は生体内での異物反応を誘起するため，骨との直接的結合は得られない．一方で，リン酸カルシウムは骨の構成成分からなるため，一定期間埋植した後に構造や組成に依存して吸収され，生体組織に変化していく**生体吸収性**を有する（4・4 節参照）．バイオアクティブガラスは，表面にリン酸カルシウム層を形成し，骨と化学的に直接結合する**生体活性**（バイオアクティブ，bioactive）を有するガラス材料である．それぞれの特徴と用途を以下に示す．

2・3・1 リン酸カルシウム

リン酸カルシウムは，カルシウムイオンとリン酸イオンからなる塩の総称である．代表的なリン酸カルシウムを表 2・1 にまとめた．なかでも，図 2・11 に示したハイドロキシアパタイト（ヒドロキシアパタイト，HAp）は骨や歯の主な無機成分のもとになる物質であるため，生体骨との親和性が高く，骨置換材や金属材料の表面被覆材として広く活用されている．HAp 焼結体は生体吸収性が非常に低く長期間生体内に残存するが，異物反応がなく骨組織と直接結合し（図 2・12），生体活性をもつ．DCPD や OCP は加水分解反応を受けて HAp へと転化することから，

生体内で HAp を得るための前駆物質として，表面被覆材や骨ペーストとして使用される．ただし，HAp 焼結体は曲げや衝撃吸収性，靱性が生体骨に比べて劣るため，荷重部では適用しにくい．そこで近年，コラーゲンをテンプレートとした複合

表 2・1　代表的なリン酸カルシウム

名　称	化学式	Ca/P 比
リン酸四カルシウム（TTCP）	$Ca_4(PO_4)_2O$	2.00
ハイドロキシアパタイト（HAp）	$Ca_{10}(PO_4)_6(OH)_2$	1.67
リン酸三カルシウム（TCP）	$Ca_3(PO_4)_2$	1.50
リン酸八カルシウム（OCP）	$Ca_8(PO_4)_4(HPO_4)_2(OH)_2$	1.33
リン酸水素カルシウム二水和物（DCPD）	$CaHPO_4 \cdot 2H_2O$	1.00

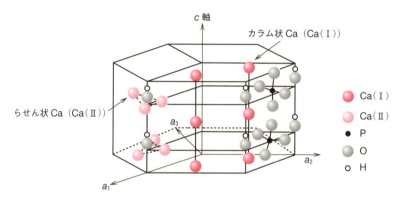

図 2・11　ハイドロキシアパタイトの結晶構造　六方晶系に属し，Ca^{2+} はカラム状 Ca(Ca(I)) とらせん状 Ca(Ca(II)) の 2 種類があり，らせん状 Ca は三角形の頂点に位置し，カラム状 Ca はトンネル状の構造をとっている．

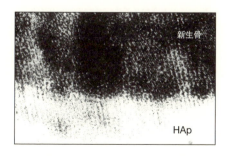

図 2・12　ハイドロキシアパタイトと骨の接触した界面の電子顕微鏡写真

材料も利用されるようになっている．一方，TCP は生体吸収性が高く，生体骨中への埋入後に吸収され骨に置換される材料として実用化され，OCP は骨代謝のカスケードに取込まれるリン酸カルシウムとして期待されている．

2・3・2 バイオアクティブガラス

バイオアクティブガラス（bioactive glass）は，体液や組織との相互作用を通じて自然治癒を促進する材料である．Na_2O，CaO および SiO_2 を主成分とし，P_2O_5 を少量含んだバイオガラスが代表的である．図 2・13 にバイオガラスの生体活性の組成依存性を示す．領域 ① が生体活性な組成領域であり，45S5 Bioglass® はこの領域内の組成を有する．バイオアクティブガラスは整形外科，歯科，化粧品の分野において利用されている．生体内に埋入されたバイオアクティブガラスは，表面に $CaO-P_2O_5$ からなる骨類似のリン酸カルシウムの薄膜を形成し，生体骨と直接結合する．機械的強度が低いため，金属表面に被覆して使用される．

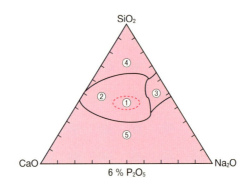

図 2・13　バイオガラスの生体活性の組成依存性　① 生体活性，② 骨伝導性，③ 高吸収性，④ 生体不活性，⑤ ガラス非形成

2・3・3 アルミナ・ジルコニア，およびマグネタイト

アルミナ（Al_2O_3），ジルコニア（ZrO_2）は生体不活性なセラミックスの代表である．これらは化学的にきわめて安定であり，高強度，高硬度で耐摩耗性に優れるという特徴をもち，骨折固定用のスクリュー（図 2・14）や人工股関節骨頭部などの摺動部に用いられる．一方で，セラミックス特有の破断ひずみが小さく脆性破壊を生じやすいという欠点がある（4・1・3 節参照）．機械的特性を向上させるために

は，結晶粒径の微細化や不純物の低減が重要である．さらにジルコニアは複数の結晶構造をもち，相変態を利用した強化が可能となる．近年では，アルミナにジルコニアを添加したジルコニア強化アルミナが市販され，広く使用されている．ジルコニア添加により，粒径が微細化し，強度，破壊靱性値の大幅な向上に成功し，力学的信頼性の高いインプラント摺動部が実現されている．

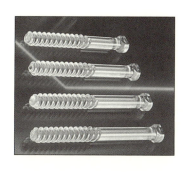

図2・14 骨折固定用の単結晶アルミナスクリュー 写真は京セラ株式会社提供

マグネタイト（Fe_3O_4）は強磁性を示し，微小球として患部に埋入し外部から交流磁場を印加して，体内深部あるいは骨の腫瘍部を局所的に加熱することで，がん治療を行う温熱治療材として期待されている．

2・4 カーボン材料

カーボン材料も生体との適合性が良く，しかも生体内において材料自体の安定性が高いバイオマテリアルである．製法により，いろいろな性質をもつ材料が得られる．パイロライトカーボンはカーボン基材上に2000℃以上の高温で炭化水素を分解させて気相でカーボンを析出させる．また，ビトリアスカーボンはフェノール樹脂などを約2000℃で炭化してつくられる．カーボン繊維や織布の上に，さらに

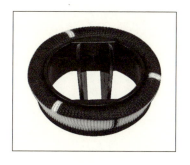

図2・15 パイロライトカーボン製の人工弁 写真は日本ライフライン株式会社提供

カーボンを析出させ，一方向あるいは多方向に繊維強化されたカーボン材料（CFRC）も利用されている．このなかでバイオマテリアルとしてすでに実用化されているのは，パイロライトカーボンの心臓弁である（図 2・15）．CFRC は骨折部位などの固定具や人工股関節の骨幹部分として検討されている．また，高弾性カーボン繊維はエポキシレジンやポリプロピレン，ポリスルホンなどと複合材料をつくり，骨固定用プレートとして利用される．

2・5 高分子材料

高分子とは分子量が大きな物質のことで，分子量が小さな繰返し単位（**モノマー**（monomer））が多数連なった構造をしており，モノマーに対して**ポリマー**（polymer）ともよばれる（図 2・16）．高分子には合成高分子と生体高分子があり，この章では合成高分子について説明し，生体高分子については 3 章で解説する．

高分子の定義は，分子量がおおよそ 1×10^4 以上であり，かつ，分子構造が簡単なモノマーユニットの繰返しで示すことができるとされている．これは分子量が 1×10^4 以上になると高分子鎖末端に存在する官能基の性質が，分子全体の特性にほとんど影響しないためである．ポリエチレン（polyethylene, PE）やポリメタクリル酸メチル（ポリメチルメタクリレートともいう．(poly(methyl methacrylate), PMMA）などは，それぞれエチレンやメタクリル酸メチルの重合反応により得られる．高分子は，この繰返し構造をとるモノマーユニットの名前に"ポリ"をつけて命名される．PE は炭素と水素のみより構成される最も単純な構造をもつ高分子である（図 2・17）．高分子の性質は分子を構成するモノマーユニットの性質に依存する．高分子に水となじみやすい性質を与えるには，ヒドロキシ基やカルボキシ基などの官能基を導入すればよいし，荷電をもたせたければ，解離基を導入

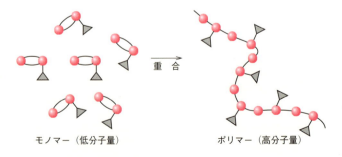

図 2・16　モノマーの重合によるポリマーの生成

すればよい（図 2·16 の △ の部分）．また，複数のモノマーを組合わせて高分子にすると，幅広い特性をもつ高分子が得られる．この場合，モノマーユニットの化学構造だけでなく，その組成，並び方，あるいは分子量などによっても特性を調節することができる．

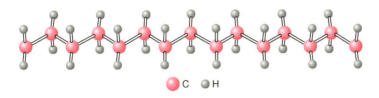

図 2·17 ポリエチレンの原子配置とジグザグ構造

現在，医療に用いられている高分子材料は，ほとんど工業用汎用材料として開発された素材をそのまま転用してきた．たとえば PE は人工関節に，また PMMA は人工水晶体や骨セメントとして生体内に埋込まれて利用されている．しかしながら，長期間の埋込みにより材料としての不具合が認められることもある．医療がより高度になるにつれて，医療デバイスに求められる性能，機能も高まる．

2·6 ポリマーの合成

高分子バイオマテリアルの多くは，PE やポリエチレンテレフタラート（ポリエチレンテレフタレートともいう，PET）などの汎用高分子である．可能な限り高い生体適合性と機能性を付与する努力がなされてきたが，臨床からの要求はまだ山積している．さらに高い機能を備えた次世代のバイオマテリアルを開発するには，新たな高分子材料の設計と合成が必要不可欠である．高分子材料の親水性・疎水性，生体吸収性，結晶性，力学強度，熱的特性，微細構造，自己集積能，さらに，これらがもたらす抗血栓性や生体適合性などは，すべて，その化学構造に左右される．さまざまな化学構造がどのような重合法によって生成するかを学ぶことで，新たなバイオマテリアルの発想につなげていただきたい．

2·6·1 付加重合

モノマーからポリマーが生成する重合機構のなかで，**付加重合**（addition polymerization）は代表的な機構の一つである．二重結合や三重結合などの π 結合をもつ不飽和化合物に別の分子が反応し，不飽和結合の多重度が減少するとともに新たな

2つの結合が生成する反応は**付加反応**（addition reaction）とよばれる．付加重合は，この付加反応が繰返して起こる重合反応であり，(2・1)式に示したような不飽和化合物（ビニルモノマー）の二重結合が開裂と付加を繰返すことで進行する重合である．重合の過程を見てみると，ポリマーの末端の活性種（(2・2)式の ★ 印）が次のモノマーと反応し，新たな活性種となって次々と反応が進行する．このように反応が連鎖的に起こるので**連鎖重合**（chain polymerization）ともよばれ，(2・2)式の ★ 印で示した活性種がラジカルの場合は**ラジカル重合**（radical polymerization）とよばれる．重合は，i) ラジカルの生成，ii) 開始反応，iii) 成長反応，iv) 停止反応とよばれる各素反応を経て進行する．

$$n\ CH_2=\underset{Y}{\overset{X}{C}} \longrightarrow \left(CH_2-\underset{Y}{\overset{X}{C}}\right)_n \qquad (2・1)$$

$$\left(CH_2-\underset{Y}{\overset{X}{C}}\right)_n CH_2-\underset{Y}{\overset{X}{C}}\!\star + CH_2=\underset{Y}{\overset{X}{C}} \longrightarrow \left(CH_2-\underset{Y}{\overset{X}{C}}\right)_{n+1} CH_2-\underset{Y}{\overset{X}{C}}\!\star \qquad (2・2)$$

開始剤（initiator）としては，加熱や光照射などによって結合が切断されてラジカルを生成することができる過酸化物やアゾ化合物が用いられる．開始剤の開裂により生成したラジカルはモノマーに付加して新たなラジカル（成長ラジカル）を生成し，次々と反応が進行する（成長反応）．この成長反応は平衡であるので逆反応（解重合）も存在するが，一般的なビニルモノマーでは解重合速度はきわめて小さいので考慮する必要はない．一方，α-メチルスチレンの高温重合の場合などでは，解重合が無視できず，両方向の反応速度が等しくなって重合が進行しなくなる温度（**天井温度**，ceiling temperature）が存在する．2つの成長ラジカルが出会って反応したときに起こる停止反応には，ラジカルどうしの結合による**再結合**（recombination）と，水素原子が一方の成長末端から他方に移る**不均化反応**（disproportionation）がある．いずれの停止反応が起こりやすいかは，モノマーの種類と反応温度によって大きく異なる．

成長末端が**カルボアニオン**（carbanion）や**カルボカチオン**（carbocation）の場合はイオン重合とよばれ，成長末端の近傍に常に対イオンが存在し，その間にモノマーが入り込むような形で重合が進行する．

カルボアニオンは安定であるために，極性物質が系内に存在しなければ停止反応

も連鎖移動反応 (2・7・2 節参照) も起こらない．このような重合はポリマー鎖末端のラジカルが"生き続けている (living)"ということで，**リビング重合** (living polymerization) とよばれ，分子量分布がきわめて狭いポリマーを得ることができる．また，すべてのモノマーが消費されても成長末端が活性であるので，新たなモノマーを添加すればさらに重合が進む．このときに，はじめに重合したモノマー (A) とは異なるモノマー (B) を添加すれば，AAA…BBB…と結合したポリマー (ブロック共重合体) を得ることもできる (2・7・1 節参照)．

ビニルモノマーの化学構造は，そのラジカル重合性やイオン重合性に大きく影響する．一般的に，電子供与性の置換基をもつビニルモノマーはカチオン重合しやすい．そのなかでも，非共役型のイソブテン $CH_2=C(CH_3)_2$ やビニルエーテル $CH_2=CHOR$ などは，カチオン重合しか進行しないと考えてよい．アニオン重合しやすいモノマーの代表である，メタクリル酸エステル $CH_2=C(CH_3)COOR$ やシアノアクリル酸エステル $CH_2=C(CN)COOR$，あるいはアクリロニトリル $CH_2=CHCN$ などは，共役型であるためにラジカル重合性も高い．さらに，スチレン $CH_2=CHC_6H_5$ やその誘導体では，ベンゼン環がいずれの成長活性種の安定化にも大きく寄与するので，ラジカル重合，アニオン重合，カチオン重合のいずれの機構によっても重合しやすい．

2・6・2 縮合重合 (重縮合)

2 つの官能基の間で水のような単純な分子の脱離を伴って起こる縮合反応を繰返す重合は**縮合重合** (condensation polymerization) と定義されている．たとえば，ポリエステルは，ジカルボン酸とジオールの反応 ((2・3)式)，あるいは，ヒドロキシ酸の重合によって得られる ((2・4)式)．

$$n\ HO-\underset{O}{\underset{\|}{C}}-R-\underset{O}{\underset{\|}{C}}-OH + n\ HO-R'-OH \rightleftharpoons$$

$$\left(\underset{O}{\underset{\|}{C}}-R-\underset{O}{\underset{\|}{C}}-O-R'-O\right)_n + (2n-1)\ H_2O \quad (2\cdot3)$$

$$n\ HO-\underset{O}{\underset{\|}{C}}-R-OH \rightleftharpoons \left(\underset{O}{\underset{\|}{C}}-R-O\right)_n + (n-1)\ H_2O \quad (2\cdot4)$$

縮合重合反応の進行の様子は，付加重合の場合とは大きく異なる．図 2・18 には，付加重合と縮合重合における重合率 (重合したモノマーの割合) と生成するポ

リマーの平均分子量の関係を示した．付加重合の場合には，一度重合が始まると連鎖的に反応が起こって高分子量のポリマーが生成する．つまり，反応を途中で止め

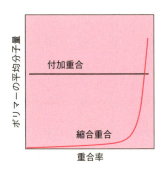

図 2・18 重合率と平均分子量の関係

ると未反応のモノマーと高分子量のポリマーが得られることになる．それに対して，縮合重合では，官能基どうしの反応が段階的に進行するために，重合率の上昇とともに平均分子量が上昇し，このことから**逐次重合**（successive polymerization）ともよばれる．

(2・3)式や (2・4)式で示した，ポリエステルの合成の場合には，縮合重合の逆反応（加水分解反応）の速度は十分に大きく，したがって高分子量体を得るには，生成した水分子を効率良く除去することが必要となる．しかしながら，仮に99.9％の効率で水を除去できたとしても，得られるポリマーの重合度は1000程度であり，高分子量体は得られない．これに対して，ジカルボン酸とジアミンの縮合重合から得られるポリアミドの場合には，逆反応（加水分解反応）はほとんど起こらない（(2・5)式）．これは，アミド結合におけるカルボニル基の分極が窒素原子からの電子供与によって抑制されているためである．

$$n\ \text{HO-C-R-C-OH} + n\ \text{H}_2\text{N-R}'\text{-NH}_2 \rightleftarrows$$
$$\left(\text{C-R-C-N-R}'\text{-N}\right)_n + (2n-1)\ \text{H}_2\text{O} \quad (2\cdot5)$$

2・6・3 重付加

重付加（polyaddition）は，有機化学的には付加反応の繰返しで起こるが，基本

的な特徴は逐次重合と類似している．代表的な例としてポリウレタンの合成（(2・6)式）がある．重付加では官能基間の逐次的な反応により重合が進み，高分子量体を得るには，付加反応に関与する官能基のモル数を等しくすること，さらに，できるだけ重合率を高めることが重要となる．

$$n\ O=C=N-R-N=C=O\ +\ n\ HO-R'-OH\ \longrightarrow$$

$$\left(\begin{array}{c}\text{C}-\text{N}-\text{R}-\text{N}-\text{C}-\text{O}-\text{R}'-\text{O}\\ \|\ \ |\ \ \ \ \ \ \ |\ \ \|\\ \text{O}\ \text{H}\ \ \ \ \ \ \ \text{H}\ \text{O}\end{array}\right)_n$$

ポリウレタン　　　　　(2・6)

2・6・4　開環重合

環状のモノマーが開環しながらポリマーを生成する重合は**開環重合**（ring-opening polymerization）といわれ，(2・7)，(2・8)式に示したような例がある．このように，モノマーが開環して単純につながった構造のポリマーを与えるのが一般的である．いずれの場合も，縮合重合でも合成できる構造であることは容易に理解できるであろうが，縮合重合と異なり，重合中に生成する水などを取除く必要がないために，一般的に高分子量のポリマーを得ることが容易である．

$$n\ \underset{\text{エチレンオキシド}}{\overset{\diagdown\ \diagup}{\underset{O}{CH_2-CH_2}}}\ \longrightarrow\ \underset{\text{ポリエチレンオキシド}}{(CH_2-CH_2-O)_n}\ \ \ (2\cdot 7)$$

ε-カプロラクタム → ナイロン6
$$\left(\begin{array}{c}\text{C}-CH_2-CH_2-CH_2-CH_2-CH_2-N\\ \|\ |\\ O\ H\end{array}\right)_n$$

(2・8)

2・6・5　リビングラジカル重合（RAFT, ATRP）

先に述べたラジカル重合反応は，開始剤に熱や光などのエネルギーが与えられると分解してラジカルを発生し，これがモノマーを攻撃して連鎖的に反応することで進行する．この際に開始反応過程は，モノマーからラジカルを受取って次々と反応する成長反応過程やラジカルが失活する停止反応過程より起こりにくく，全体の反応の律速段階になる．このために，開始剤から生成したラジカルからのポリマー生成過程に時間差が生じ，得られるポリマーの重合度にばらつきが生じる．これがポ

リマーの分子量分布が大きくなる主原因となる．この点を改善するために，ポリマー鎖末端に存在するラジカルの反応活性を制御する方法が考案された．すなわち，ラジカルが常に反応活性の高い状態をとるのでなく，他の原子や官能基によりキャップされており，このキャップが外れたときにモノマーが反応できるようにする機構である（図2・19）．これにより，停止反応が生じにくく，ポリマー鎖末端のラジカルが見かけ上ずっと活性を維持できるようになる．このような重合系を**リビングラジカル重合**（**制御ラジカル重合**）とよぶ．これまでさまざまなリビングラジカル重合系が開発されているが，なかでも**可逆的付加開裂連鎖移動重合**（reversible addition frangmentation chain transfer polymerization, RAFT 重合）と**原子移動ラジカル重合**（atom transfer radical polymerization, ATRP）が汎用されている．リビングラジカル重合の特徴として以下の点があげられる．

1) 従来のラジカル重合反応が可能な多様なモノマーに適用できる．
2) 分子量分布が小さなポリマーが得られる．
3) 分子量の制御が，モノマー量と開始剤量の比率により容易にできる．
4) 室温でも重合反応が進行する．
5) 第一段階の重合でモノマーを消費した反応系に，再度モノマーを添加すると重合反応がさらに進行する．

これらのことは，タンパク質や核酸のような生体分子が有する均質な構造のポリ

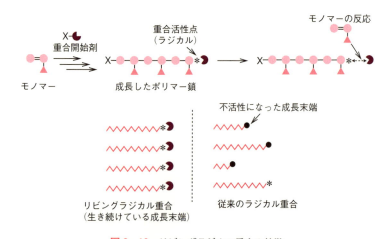

図2・19　リビングラジカル重合の特徴

マーが合成できることを示しており，生体反応の解析や制御の精度の向上，あるいは生体内に投与した際の安全性の担保などの観点よりバイオマテリアル分野に革新を与えると期待される．

2・7 高分子の構造
2・7・1 共重合体

2種類以上のモノマーを同時に重合させることを**共重合**（copolymerization）といい，その結果得られる高分子を**共重合体**（copolymer）という（これに対して単一モノマーの重合で得られる高分子は単独重合体（homopolymer）とよばれる）．2種類のビニルモノマーをラジカル重合すると，図2・20に示したように3種類の共重合体が生成する可能性がある．

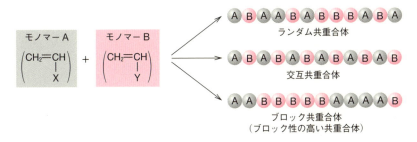

図2・20　3種類の共重合体

AとBの並び方に規則性がない**ランダム共重合体**（random copolymer），AとBが交互に並んだ**交互共重合体**（alternating copolymer），そして，AどうしやBどうしがかたまって存在している**ブロック共重合体**（block copolymer）である．どの共重合体ができやすいかは，たとえば，重合の成長末端にモノマーAがラジカルとして存在した場合に，このラジカルがモノマーAとモノマーBのいずれと反応しやすいか（**モノマー反応性比**（monomer reactivity ratio））で決まる．

バイオマテリアル領域におけるブロック共重合体とは，一般的には，このブロック性が高い共重合体よりも，リビング重合や2種類の高分子の末端結合などによって得られたAB型ジブロック共重合体やABA型トリブロック共重合体をさすことが多い（図2・21）．

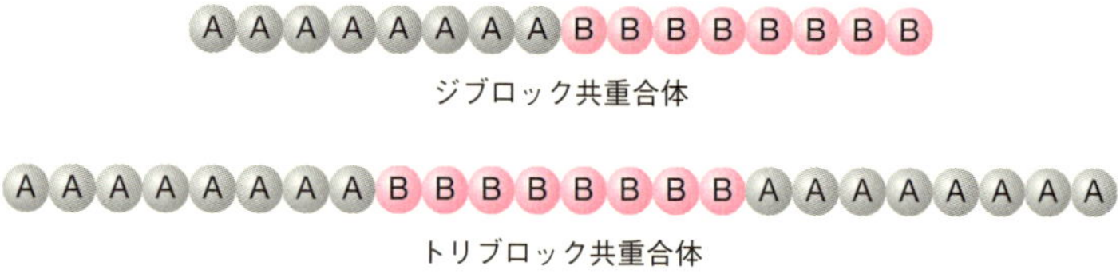

2. バイオマテリアル—高分子・金属・セラミックス—

ジブロック共重合体

トリブロック共重合体

図2・21 特別なブロック共重合体

2・7・2 分岐構造

図2・22に示すように1種類の幹となる直鎖状ポリマーに異なる構造のポリマーが枝状に伸びた高分子は**グラフト共重合体**（graft copolymer）とよばれ，ブロック共重合体とともに，2つのポリマーの性質の違いによるさまざまな性質を示す（5・6・2節参照）．また，2種類以上の官能基をもつモノマーの重合によりハイパーブランチポリマー（多分岐高分子）が得られる（図2・22）．さらに多段階反応で合成され，規則的な分岐構造をもつ樹状高分子である"デンドリマー"が人工光合成素子，人工赤血球，あるいは遺伝子キャリヤとして検討されている．

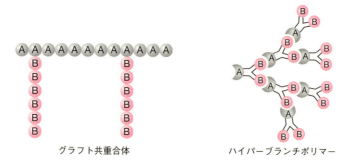

グラフト共重合体　　ハイパーブランチポリマー

図2・22 分岐高分子

これまで，ビニルモノマーをラジカル重合すると直鎖状の高分子が得られるかのように説明してきたが，実際には，枝分かれ構造を有する高分子が得られることが多い．これには，連鎖移動反応（ラジカル重合の素反応の一つ）がかかわっている．**連鎖移動反応**（chain transfer reaction）とは，成長ラジカルが，正常な成長反応以外の形で，溶媒，開始剤，モノマー，ポリマーなどと反応して新たな活性ラジカルを生成する反応である．たとえば，(2・9)式のようにポリ酢酸ビニルの側鎖の水素がラジカルによって引き抜かれると，側鎖に生成したラジカルから新たに重合

が始まり，その結果として枝分かれがある高分子が生成する．

$$R^{\cdot} + \left(\begin{array}{c} CH_2-CH- \\ | \\ O \\ | \\ C=O \\ | \\ CH_3 \end{array} \right)_n \longrightarrow \left(\begin{array}{c} CH_2-CH- \\ | \\ O \\ | \\ C=O \\ | \\ {}^{\cdot}CH_2 \end{array} \right)_n + RH \quad (2 \cdot 9)$$

また，PE の成長末端ラジカルは，4 つ隣の炭素に結合した水素を引き抜きやすく $-CH_2-CH_2-CH_2-CH_3$ の枝分かれ構造を多くもつ高分子を生成する（(2・10) 式）．もし，他の高分子の主鎖炭素に結合した水素を引き抜けば，そこから重合が起こる結果，長い側鎖が生成する．このような枝分かれ構造も高分子の特性を大きく左右する．たとえば，人工関節に使用されている超高分子量ポリエチレンは，枝分かれ構造がない高分子量体であるので，結晶性が高く優れた性能を引き出している（2・8・1 節参照）．

$$\begin{array}{c} CH_2 \\ CH_2 \quad CH_2 \\ \sim\!CH_2 \quad {}^{\cdot}CH_2 \end{array} \longrightarrow \begin{array}{c} CH_2 \\ CH_2 \quad CH_2 \\ \sim\!\underset{\cdot}{CH} \quad CH_3 \end{array} \quad (2 \cdot 10)$$

新たな重合が始まる

2・7・3 表面開始重合とブラシ構造

一端を固体材料表面に固定化された高分子鎖を，グラフト高分子鎖，また生じる高分子鎖の層を表面グラフト層という．グラフト高分子鎖は，低密度の状態では縮んで凝集したようなマッシュルーム構造を形成している（図 2・23）．一方，互いに重なり合う程度まで密度を増加させると，溶媒和した高分子鎖に浸透圧が発生し

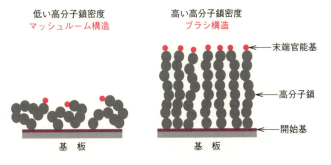

図 2・23 表面開始重合により得られる表面

高分子鎖に対して基板から垂直方向に力が働く．これにより，ある密度を閾値として高分子鎖は伸長した状態を保つ．この状態を**ブラシ構造**とよぶ（図2・23）．特に，高分子鎖密度が 0.1 本/nm^2 を上回ると濃厚ブラシ構造と称される．ブラシ構造をとる表面では，高い膨潤圧が発生するために，低い摩擦係数など，通常のポリマーコーティング表面では観測されない性質を示す．ブラシ構造は，末端に反応性官能基を有する高分子を溶媒中で基板と反応させることでも得られるが，高分子鎖密度を上げるためにはまず重合開始点を材料表面へと固定化し，その開始点からモノマーを均一に重合することが効果的である．これは分子量が大きく鎖長の大きな高分子鎖が基板表面に拡散するよりも，低分子量のモノマー分子が基板表面の開始基や成長末端まで拡散し，反応する方が有利なためである．特に**表面開始型原子移動ラジカル重合**（surface initiated atom transfer radical polymerization, SI-ATRP）法を用いることで，グラフト高分子鎖長や密度を明確に制御した高密度ブラシ構造を構築することができる．

　SI-ATRP 法でブラシ構造をつくると，高分子鎖長がほぼ一定で，高分子鎖の末端が二次元平面上に均質に配列している構造となる．一般的な SI-ATRP では開始剤末端基が表面に並ぶことになるが，この官能基を化学反応でより活性の高い官能基に変換し，さらにタンパク質や核酸などの生体分子を結合させることも可能となる．このような表面では，直接固体の基板に固定化された生体分子とは異なる特性を示し，活性の維持や高い親和性の発現が認められている．このようにブラシ構造を有する表面では，基材自体とまったく異なる特性を発現できるために，基材のもつ力学的特性や加工性を維持した状態で，機能を導入できる優れた材料創製法として注目されている．

2・8　バイオマテリアル用高分子材料
2・8・1　超高分子量ポリエチレン

　先にも述べたように，一般的なエチレンの高温高圧ラジカル重合法では，枝分かれの多いポリエチレン（PE）が生成し，その結果，結晶性が抑制されて低分子量 PE とよばれるポリマーが生成する．それに対して，1950年代に見いだされたチーグラー−ナッタ触媒を利用することで，直鎖状で数百万の分子量を有する PE が得られるようになった．超高分子量 PE（UHMWPE）は，機械的強度が高く，摩擦係数が小さく，さらに耐摩耗性に優れるので，人工股関節の臼蓋（きゅうがい）部分に使用されている（図2・24）．

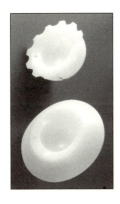

図2・24 人工股関節の臼蓋部に用いられている超高分子量 PE
写真はテルモ株式会社提供

2・8・2 ポリ塩化ビニル

ポリ塩化ビニル (PVC) は一般的なラジカル重合で容易に得られる．図2・25に示すように血液バッグやカテーテルに用いられている PVC は，重量分率で 40～70％ の可塑剤が配合された軟質ポリ塩化ビニルであり，医療分野で用いられている合成高分子としては最も使用量が多い．PVC の可塑化のためにさまざまな可塑剤が存在するが，そのなかでも比較的毒性の低いジ(2-エチルヘキシル)フタレート (DEHP) が広く用いられている．ちなみに，可塑剤を含まない PVC は灰色の水道管の素材である．PVC は，初期の人工心臓材料としても用いられたが，その後シリコーン，さらに，軟質ポリウレタン，セグメント化ポリウレタンへと材料は変わってきている．

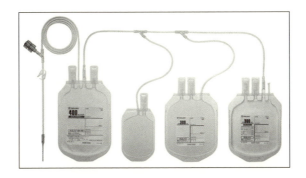

図2・25 ポリ塩化ビニルの血液バッグ　写真はテルモ株式会社提供

ポリ塩化ビニル

ジ(2-エチルヘキシル)フタレート

2・8・3 シリコーン

シリコーンは最初に工業化された無機高分子であり,医療分野においてもカテーテルや軟組織埋込み材料として最も広範囲に利用されている.医療用のシリコーンは,ほとんどがポリジメチルシロキサン（PDMS）であり,低分子量の直鎖状シリコーンは液状シリコンオイル,また,比較的高分子量で,かつ架橋構造を有する場合にシリコンエラストマーとなる（エラストマーについては10・2・1節参照).

シリカ（SiO_2）の溶融電解法により得られる金属ケイ素を塩化メチルと反応させることで得られるオルガノクロロシランを加水分解すると,中間体を経て,脱水縮合により直鎖状のシリコーンが合成できる.化学式からもわかるように $(CH_3)_2SiCl_2$ は,二官能性モノマーであり,三官能性の CH_3SiCl_3 を重合系に添加すると架橋シリコーンが,また,一官能性の $(CH_3)_3SiCl$ を添加すると低分子量シリコーンを得ることができる.

$$SiO_2 + 2C \longrightarrow Si + 2CO \quad (2 \cdot 11)$$

$$Si + 2CH_3Cl \longrightarrow (CH_3)_2SiCl_2 \quad (2 \cdot 12)$$

$$(CH_3)_2SiCl_2 + 2H_2O \longrightarrow \underset{(不安定)}{[(CH_3)_2Si(OH)_2]} + 2HCl \quad (2 \cdot 13)$$

$$n[(CH_3)_2Si(OH)_2] \longrightarrow \underset{シリコーン}{\left(\underset{CH_3}{\overset{CH_3}{\underset{|}{\overset{|}{Si}}}}-O\right)_n} + nH_2O \quad (2 \cdot 14)$$

2・8・4 ポリウレタン

ポリウレタンは人工心臓,血液ポンプ,透析器の中空糸を束ねて固定化する部位,カテーテル,ペースメーカーのリード線被覆など,血液に接触する部位で広く

用いられるようになっている．医療用ポリウレタンとして最初に世に出たのはバイオマー™（Biomer™）であるが，現在では下記に示す国産の TM3™ をはじめとしてさまざまな化学構造のものが臨床に用いられている．構造中にはエーテル結合，ウレタン結合およびウレア結合を含むため正しくは，ポリエーテルウレタンウレア

$$\left(\begin{matrix}O & H \\ \| & | \\ -C-N-\end{matrix}\!\!-\!\!\bigcirc\!\!-CH_2-\!\!\bigcirc\!\!-N-C-O-(CH_2)_4-O\right)_{\!\!m}\!\!\left(\begin{matrix}O & H \\ \| & | \\ C-N-\end{matrix}\!\!-\!\!\bigcirc\!\!-CH_2-\!\!\bigcirc\!\!-N-C-N-(CH_2)_3-N\right)_{\!\!n}$$

TM3™

とよばれ，化学架橋を施さなくても力学的強度が得られ，柔軟性に富んだエラストマーである．一般的な有機溶媒に溶け，複雑な形状の人工心臓の表面をコートしたり，キャスト法（溶液をシャーレ中で乾燥させる方法）によるフィルム化することも容易である．

2・8・5 ポリメタクリル酸メチル

ポリメタクリル酸メチル（PMMA）の優れた点は，高い力学的強度と透明性であり，バイオマテリアルとしての主な用途は眼内レンズ（図 2・26）とハードコン

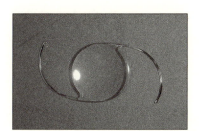
ポリメタクリル酸メチル

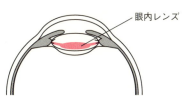
ポリメタクリル酸 2-ヒドロキシエチル

図 2・26　ポリメタクリル酸メチル製の眼内レンズとその装着

タクトレンズである．一方，ソフトコンタクトレンズはポリメタクリル酸2-ヒドロキシエチル（poly(2-hydroxyethyl methacrylate），PHEMA）が利用され，さらに最近では，高い酸素透過性を有するシリコン系やフッ素系モノマーとの共重合体が多用されている．

もう一つのPMMAの応用例は，歯科用コンポジットレジンおよび骨セメントである．前者は，むし歯の治療時に歯の孔を詰めるために，後者は人工関節を骨に固定するときなどに用いる．コンポジットレジンは，生体内で重合反応を進行させるまれな例であり，メタクリル酸メチルと二官能性モノマー（bisGMA）および，

$$CH_2=\overset{CH_3}{\underset{O}{C}}-C-O-CH_2-\underset{OH}{CH}-CH_2-O-\underset{}{C_6H_4}-\overset{CH_3}{\underset{CH_3}{C}}-C_6H_4-O-CH_2-\underset{OH}{CH}-CH_2-O-\overset{CH_3}{\underset{O}{C}}-C=CH_2$$

bisGMA

50体積分率程度のPMMA顆粒や無機物顆粒，および開始剤を混合して，患部に詰めてラジカル重合させる．重合開始剤としては，当初，過酸化ベンゾイル（BPO）とN,N-ジメチルトルイジンによる常温重合開始剤が用いられたが，その後，紫外線重合開始剤，さらに現在では，可視光重合開始剤が用いられている．

2・8・6　ポリシアノアクリレート

外科用の接着剤として用いられているポリシアノアクリレートも，コンポジットレジンと同様に体内で重合反応させる例であり，微量の水を開始剤としたアニオン重合が進行する．また，主鎖構造が炭素-炭素結合であるにもかかわらず，生体内で加水分解を受ける生体吸収性高分子である．加水分解反応によりホルムアルデヒドが生成すると思われるが，使用量が微量なこともあり強い毒性などの問題点は報告されていない．

$$n\ H_2C=\underset{\underset{OR}{C=O}}{\overset{CN}{C}} \xrightarrow{\underset{重合}{H_2O}} \left(CH_2-\underset{\underset{OR}{C=O}}{\overset{CN}{C}}\right)_n \xrightarrow{加水分解} n\ NC-\underset{H}{\overset{H}{C}}-COOR + CH_2O$$

(2・15)

2・8・7 ポリ(α-ヒドロキシ酸)

ポリグリコール酸（PGA）やポリ乳酸（PLA）は，生体吸収性高分子（4・4節参照）の代表であり，外科用縫合糸や骨固定ピンなどとして実用化されている（図2・27）．乳酸を通常の方法で脱水による縮合重合をしても，低分子量 PLA しか得られない（(2・16)式）．そこで，この低分子量 PLA を原料として合成できる環状二量体であるラクチドを開環重合することによって高分子量 PLA が得られている（(2・17)式）．

$$n\ \text{HO-CH(CH}_3\text{)-COOH} \xrightarrow{縮合重合} \text{H-(O-CH(CH}_3\text{)-C(=O))}_n\text{-OH} + (n-1)\ \text{H}_2\text{O} \quad (2\cdot16)$$

乳酸 → 低分子量 PLA

$$n\ (\text{ラクチド}) \xrightarrow{開環重合} \text{H-(O-CH(CH}_3\text{)-C(=O))}_{2n}\text{-H} \quad (2\cdot17)$$

ラクチド → 高分子量 PLA

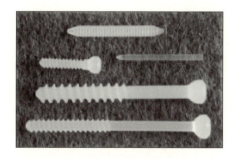

図 2・27　ポリ乳酸製の骨固定ピン

2・8・8 ポリスルホン

ポリスルホンは主鎖内に曲がりにくいベンゼンスルホニル基を有するために硬く，熱的あるいは化学的安定性にも優れることから，滅菌が必要な医療や食品分野で利用されてきた．現在，その多孔質中空繊維が長期の血液透析患者の血液透析膜

として使用されている（7・2・1 節参照）．

$$n \text{ NaO}-\text{C}_6\text{H}_4-\text{C}(\text{CH}_3)_2-\text{C}_6\text{H}_4-\text{ONa} + \text{Cl}-\text{C}_6\text{H}_4-\text{SO}_2-\text{C}_6\text{H}_4-\text{Cl}$$

$$\longrightarrow \left[\text{O}-\text{C}_6\text{H}_4-\text{C}(\text{CH}_3)_2-\text{C}_6\text{H}_4-\text{O}-\text{C}_6\text{H}_4-\text{SO}_2-\text{C}_6\text{H}_4- \right]_n + 2n \text{ NaCl}$$

(2・18)

2・8・9　ポリテトラフルオロエチレン

現在，臨床応用されている比較的小口径（内径が 6～10 mm 程度以上）の人工血管はポリテトラフルオロエチレン（PTFE，商品名テフロン）$\text{-(CF}_2\text{-CF}_2\text{-)}_n$ を急速に引き伸ばした延伸 PTFE（ePTFE）が主に用いられている（図 2・28）．

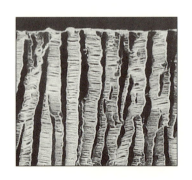

図 2・28　延伸 PTFE 断面の透過型電子顕微鏡写真　写真は株式会社ゲッツブラザーズ提供

2・8・10　ポリエチレンテレフタラート（PET）

テレフタル酸とエチレングリコールの脱水縮合により合成される結晶性高分子で，一般的にポリエステルとよばれている繊維やペットボトルの素材である．PET 繊維は 1950 年にイギリスで販売され，米国ではダクロン，日本ではテトロンという商標で知られ，世界で最も多く製造されている合成繊維である．大口径の人工血管は PET 繊維を平織りやメリヤス編みして作製され，折れ曲がったときに内腔がつぶれてしまうキンク現象を防ぐための蛇腹構造や，内腔に組織が定着しやすいべ

ロア構造を有している．エステル結合を有しているが，加水分解性は極端に小さく廃棄された PET 製品は環境汚染の原因ともなっている．

$$\text{HO-}\underset{\text{テレフタル酸}}{\overset{\text{O}}{\text{C}}\text{-}\bigcirc\text{-}\overset{\text{O}}{\text{C}}\text{-OH}} + \underset{\text{エチレングリコール}}{\text{HO-CH}_2\text{-CH}_2\text{-HO}} \longrightarrow \underset{\text{ポリエチレンテレフタラート}}{\left(\overset{\text{O}}{\text{C}}\text{-}\bigcirc\text{-}\overset{\text{O}}{\text{C}}\text{OCH}_2\text{CH}_2\text{O}\right)_n}$$

(2・19)

2・8・11 ポリエーテルエーテルケトン (PEEK)

金属を利用しないプラスチック製の医療デバイスは，磁気遮蔽が低減でき磁気イメージングに影響が少なくなったり，三次元 CAD やプリンターなどを利用する最新の造形技術が適用できたりすることで患者に合わせた形状の医療デバイスが得られたりするなどの利点がある．これまでの高分子材料と比較して，機械的強度が大きく，耐薬品性にもすぐれているスーパーエンジニアリングプラスチック (SEP) の開発が，医療デバイス用の高分子材料を提供してきている．SEP の中でも，全芳香族型のポリエーテルケトン (PEEK) は溶融成形も可能であるために整形外科で使用する人工関節，椎間板支持体，歯科で用いるインプラント部材として開発が進められ，すでに臨床使用もなされている（図 2・29）．また，炭素繊維と複合化した PEEK はさらに高い強度をもつ．一方において，PEEK は疎水的な表面を有しているために，生体軟組織と接触させる際に問題が生じる場合もある．そこで，プラズマ処理や化学処理により表面に親水性官能基を導入したり，光重合により親水性高分子をグラフトさせたりする研究が進められてきている．

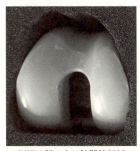

PEEK 製の人工膝関節部材

PEEK の化学構造

図 2・29　ポリエーテルエーテルケトン (PEEK)

2・8・12　2-メタクリロイルオキシエチルホスホリルコリン（MPC）ポリマー

1・6節で見たように細胞膜はリン脂質分子の集合体で構成されており，細胞質内における分子反応場を提供している．この細胞膜表面の構造をポリマーで再構成し，生体親和性を与えることを目的として MPC が合成された．MPC は代表的なリン脂質分子の親水性基であるホスホリルコリン基と重合性官能基を有するモノマーである（図2・30）．ラジカル重合が可能であり，他のモノマーと共重合することで溶解性の調節や反応性官能基の導入などが可能である．固体表面を MPC ポリマーで被覆することで親水性を与えたり，タンパク質の吸着や細胞の接着を効果的に抑制することが可能である．そこで，汚れにくいソフトコンタクトレンズ，血液と直接接触する人工肺やカテーテルのほか，血管拡張ステントや埋込み型血液ポンプ（補助人工心臓）の表面処理に利用されている．さらに，人工股関節摺動面の潤滑特性を向上させるために，超高分子量 PE ライナーの表面に MPC をグラフト重合する方法が開発され，このライナーを実装した人工股関節が臨床使用されるようになった．

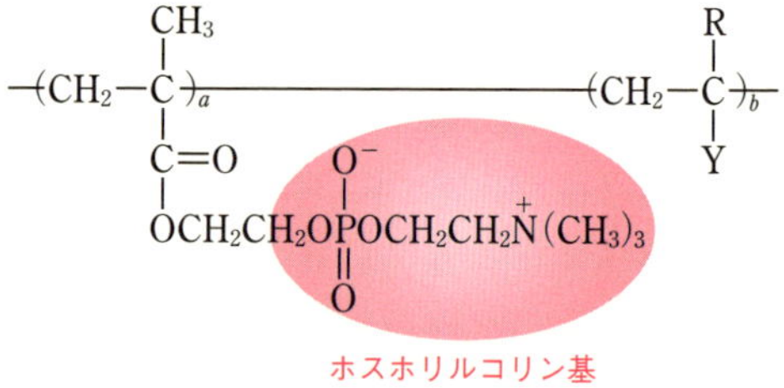

図2・30　代表的な MPC ポリマー

3

生体由来バイオマテリアル

　生物を構成している分子や細胞, 組織も重要なバイオマテリアルである. この章では, 生体由来バイオマテリアルとして活用されている, 細胞外マトリックスやその他の機能性タンパク質, 各種の細胞, さらにはそれらの集合体である組織・臓器について, その機能的側面を含めて概説する.

3・1 細胞外マトリックス
3・1・1 細胞外マトリックスの構造
　細胞の周囲に構築されている線維状あるいはシート状の分子組織体が細胞外マトリックス (ECM) である (図3・1). ECM は, 細胞に足場を提供するだけでなく, 細胞への各種シグナルを伝達する役割も担っており, 主に結合組織 (間質) と, 上皮と結合組織の境界に位置する基底膜とからなっている. ECM の主成分は, I型コラーゲン, フィブロネクチン, 弾性線維を構成するエラスチンなどのタンパク質とプロテオグリカンである. これらのタンパク質は自己会合能をもち, 集合して線維状の構造体を形成して, 組織に物理的強度や弾力性を与えている. 基底膜は, 上皮組織の直下に位置するシート状の構造体で, ラミニン, IV型コラーゲンとプロテオグリカンを主成分とする.

3・1・2 コラーゲン
　コラーゲン (collagen) は, ECM の主要成分であり, 30 近くの種類があるとされている. 量的には I 型コラーゲンが最も多く, 骨や真皮に非常に多く含まれ, これらの組織に弾力性を与えている. アミノ酸配列は, (-Gly-X-Y-) という 3 残基

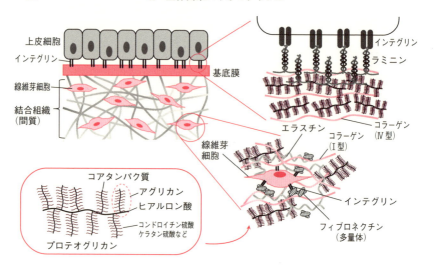

図 3・1 **細胞外マトリックス** フィブロネクチン，インテグリン，ラミニンについては 3・2・1 節参照

の繰返し構造となっており，Xの位置にはプロリンまたはプロリンの4位がヒドロキシ化されたヒドロキシプロリンが多く含まれている．Ⅰ型コラーゲンはα1鎖2本とα2鎖1本からなる"三重らせん"を形成し，これがさらに何重にもより合わされてコラーゲン線維を形成している．このようなコラーゲンは線維性コラーゲンともよばれている．一方，基底膜中に多く含まれるⅣ型コラーゲンは非線維性コラーゲンである．このほか，Ⅱ型コラーゲンは硝子軟骨に含まれる線維性コラーゲンであり，Ⅲ型コラーゲンは創傷治癒の段階などに生産される線維性コラーゲンである．

医療用材料として使用されるコラーゲンは，動物の皮膚組織などをペプシンなどで酵素処理して可溶化させたもので，末端の三重らせんがほどけたテロペプチド部分が切断・除去されており，特に**アテロコラーゲン**ともよばれている．コラーゲンの抗原性の主要因であるテロペプチド部分が除去されているため，抗原性が低く，医療用材料として使用しても大きな問題を生じない．

コラーゲンを熱などにより変性させたものを**ゼラチン**（gelatin）とよぶ．古くから膠（にかわ）として接着剤や写真フィルム，画材などに利用されてきた．医薬品や食品に使用されるものはより高純度のものである．ゼラチンは高温で溶解し，低

温では分子の部分的会合によりゲル化する（5・7節参照）．医療用途としては，飲み薬用カプセル，錠剤，湿布薬，止血剤（ゼラチンスポンジ）などとして使用されているほか，ドラッグデリバリー用材料や再生医療用材料としても研究されている．

3・1・3 プロテオグリカン

プロテオグリカン（proteoglycan）は，ECM 中に含まれる多糖とタンパク質の複合体であり，コンドロイチン硫酸，デルマタン硫酸，ヘパラン硫酸，ヘパリン（1・5節参照），ケラタン硫酸など**グリコサミノグリカン**（glycosaminoglycan, GAG）とよばれる硫酸化多糖がコアタンパク質と複合体を形成したもの（アグリカン）がさらにヒアルロン酸と結合したものが代表的である．このほかにも細胞膜貫通型のシンデカンなど，いくつかの種類が知られている．硫酸化多糖やヒアルロン酸は非常に高い親水性を示し，ECM における水分子の保持（保湿性）の役割を担っている．ヘパリンやヘパラン硫酸などは細胞成長因子などの機能性タンパク質と相互作用する．

3・1・4 ヒアルロン酸

ヒアルロン酸（hyaluronic acid）は D-グルクロン酸と N-アセチルグルコサミンが連結した非常に高分子量の多糖で（図3・2），関節，硝子体，皮膚，脳など広範囲の ECM に含まれており，アグリカンと非共有結合して，プロテオグリカンを構

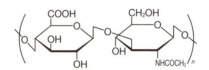

D-グルクロン酸　　N-アセチル-D-グルコサミン

図3・2　ヒアルロン酸の構造

成する．カルボキシ基を有する酸性多糖であり，ナトリウム塩は水に易溶であるが，カルボン酸の状態では粘性が高くやや溶けにくい．鶏冠（トサカ）から抽出されたものが良質とされているが，乳酸菌や連鎖球菌などによって大量生産されたものが広く用いられている．化粧品などの保湿剤のほか，眼科用材料や関節治療材として使用されている．

3・1・5 エラスチン

エラスチン (elastin) はコラーゲンに次いで ECM に多く含まれるタンパク質であり，ゴムのような弾性をもち，コラーゲン線維を結びつける弾性線維として働いている．エラスチンは前駆体（トポエラスチン）として，平滑筋細胞や線維芽細胞で合成された後，分子間架橋により弾性線維であるエラスチンとなる．アミノ酸配列としては，(Phe-Pro-Gly-Val-Gly) という 5 残基の繰返し構造をもつことが特徴であり，これを模倣して合成した人工エラスチン様分子も研究されている．

3・2 機能性タンパク質
3・2・1 細胞接着分子

細胞接着分子として代表的なものが**フィブロネクチン** (fibronectin) であり（図 3・3），血液中に含まれる血漿フィブロネクチンと，ECM に含まれる細胞性フィブロネクチンがある．血漿フィブロネクチンは肝臓で合成・分泌され，二量体の形で血液中に存在し，1 mL 中に 0.3 mg 含まれている．一方の細胞性フィブロネクチンは線維芽細胞などで合成され，可溶性の二量体タンパク質として細胞外に分泌された後，多量体となって ECM として沈着する．いずれも，210〜150 kDa の糖タンパク質である．フィブロネクチンは，細胞膜表面にある膜貫通タンパク質である**インテグリン** (integrin) と結合して，細胞接着活性を発現する．その結合部位の最小単位のアミノ酸配列は Arg-Gly-Asp-(Ser)（1 文字表記で RGD(S)）というわ

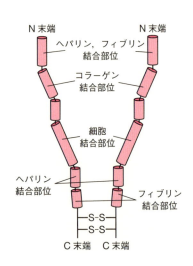

図 3・3　**フィブロネクチンの構造**
S–S はジスルフィド結合

ずか3(4) 残基であり（4残基目のSerは他のアミノ酸に置換しても活性），これを人工的に合成して材料表面に導入すると細胞接着活性を付与できる．フィブロネクチンは細胞接着以外に，血液凝固やがん転移に関与し，インテグリン以外にもリンパ球表面のCD44抗原やフィブリン，ヘパリン，プロテオグリカンなど多種類の分子と結合する．

ラミニン（laminin）は基底膜の主要成分であり，インテグリンを介して細胞と接着する．α鎖，β鎖，γ鎖各1本からなるヘテロ三量体構造をとっている．ラミニン中には細胞接着部位が多くあり，その最も有名なものは，Tyr-Ile-Gly-Ser-Arg（YIGSR）という配列である．**ビトロネクチン**（vitronectin）も血清中のタンパク質で，細胞接着活性を有し，その活性部位がRGD配列であるという点でフィブロネクチンと共通点が多いが，結合する相手のインテグリンの種類が異なる．

これらの分子と結合する細胞側の主要な受容体タンパク質（レセプター）がインテグリンである．120〜180 kDのα鎖と90〜11 kDaのβ鎖各1本からなるヘテロ二量体として細胞膜上に存在している．多くのα鎖，β鎖の種類があり，α1β1などと表記される．

3・2・2 細胞成長因子，サイトカイン

細胞の増殖や分化を促進する情報を伝達する働きをもつタンパク質群は，（細胞）**成長因子**（growth factor，**細胞増殖因子**）とよばれている．成長因子は，特に再生医療において，細胞を体外で増殖・分化させたり，体内の細胞を誘導・接着・分化させたりするのにきわめて重要な要素である．**上皮成長因子**（epidermal growth factor，EGF），**塩基性線維芽細胞成長因子**（basic fibroblast growth factor，bFGF），**血管内皮細胞成長因子**（vascular endothelial growth factor，VEGF）などが，細胞の増殖や組織形成の促進に用いられている．作用する細胞の細胞膜上には，これら成長因子と特異的に結合する受容体タンパク質が存在する．

サイトカイン（cytokine）は，特に免疫系細胞間の情報伝達を担うタンパク質群の呼称で，細胞の増殖，分化，細胞死，抗炎症作用などの役割を担っている．代表的なものが**インターロイキン**（interleukin，IL）で，発見された順に数字をつけてIL-1，IL-6のように表記され，30種類以上が知られている．たとえばIL-2はT細胞の増殖，分化，活性化を誘導し，細胞性免疫を高める働きをもつ．

ホルモン（hormone）も細胞の機能調節，情報伝達という働きをするという点ではこれらと類似している．成長因子，サイトカイン，ペプチドホルモンは，細胞間

の情報伝達・細胞機能の調節を行う内在性（生物の体内で生産される）タンパク質（ペプチド）であるという点では共通であり，発見された経緯などによって分類や呼び方が異なっているだけで，これらの間に明確な区別があるわけではない（表3・1）.

表3・1 成長因子，サイトカイン，ペプチドホルモン

名称（略称）	分類	名称（略称）	分類
上皮成長因子（EGF）	G	エリスロポエチン（EPO）	C
インスリン様成長因子（IGF）	G	インターロイキン（IL）	C
塩基性線維芽細胞成長因子（bFGF）	G	インターフェロン（IFN）	C
血管内皮細胞成長因子（VEGF）	G	ケモカイン	C
肝細胞成長因子（HGF）	G	インスリン	H
神経成長因子（NGF）	G	グルカゴン	H
骨形成タンパク質（BMP）	G, H	カルシトニン	H
顆粒球コロニー刺激因子（G-CSF）	G, C	甲状腺刺激ホルモン	H
トランスフォーミング増殖因子-β（TGF-β）	G, C	副腎皮質刺激ホルモン	H
腫瘍壊死因子（TNF-α, -β）	C	黄体形成ホルモン	H

G：成長因子として分類されることが多い，C：サイトカインとして分類されることが多い，H：ホルモンとして分類されることが多い．

3・2・3 酵　　素

　酵素は生体反応を触媒するタンパク質である（酵素活性をもつ RNA もあり，リボザイムとよばれている）．酵素は，特定の基質と結合し，反応速度を $10^6 \sim 10^{12}$ 倍程度加速する．酵素反応は，化学触媒による反応と比較して，温和な生理的条件で進行し（高温，高圧を必要としない），**基質特異性**（substrate specificity）がきわめて高い．一般に化学反応は温度が高いほど速度が早く，酵素反応も同様だが，温度が高くなりすぎるとタンパク質が変性してしまうため，反応速度を最大にする至適温度がある．また，pH が変化すると，側鎖の荷電基の状態が変わりタンパク質の安定性や基質結合部位の荷電状態が変わってしまうため，至適 pH も存在する．

　酵素と基質との選択的な結合が，その高い基質特異性を生み出している．酵素と基質との結合は，**鍵と鍵穴モデル**（lock-and-key model），あるいは**誘導適合モデル**（induced-fit model）で説明される（図3・4）．鍵と鍵穴モデルは，酵素の基質ポケット（活性部位，基質結合部位）は，基質と相補的な形状・性質であるという考え方である．これに対し，誘導適合モデルでは，基質が酵素に結合するまでは結合部位の形は完全に基質と相補的ではなく，基質が結合する過程で酵素の側も形を

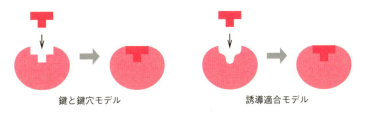

図 3・4　鍵と鍵穴モデルと誘導適合モデル

変え,より緊密に適合するようになるという考え方である.いずれにせよ,基質結合部位周辺の多数のアミノ酸側鎖が,ファンデルワールス力,疎水性相互作用,静電的相互作用,水素結合などにより,協同的に働いて,基質との結合を安定化させている.特定の基質と結合するだけでなく,反応の活性化状態(activated state)(遷移状態(transition state))を安定化し,活性化エネルギーを下げることにより反応を加速する(図 3・5).このほか,基質分子の反応部位が都合の良い向きに配置され,タンパク質中の官能基や金属イオンが触媒基として働き,それらが基質の適切な場所に向けられていることも反応加速の大きな要因である.反応した後の生成物は,酵素との親和性が低下し,速やかに酵素から離れ,酵素は次の基質と反応できるようになる(ターンオーバー).

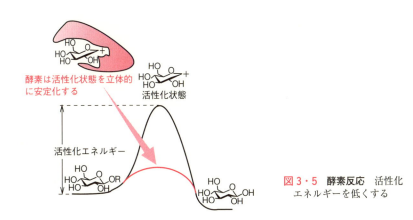

図 3・5　**酵素反応**　活性化エネルギーを低くする

酵素反応を阻害するものは**阻害剤**(inhibitor)とよばれる.酵素反応が疾病の原因である場合などには,阻害剤は薬として働くことがある.阻害剤のうち,基質結

合部位に結合するが反応せず,基質と競争的に働くものは拮抗阻害剤とよばれる.阻害剤には,基質結合部位に入るものだけでなく,それ以外の場所と相互作用して酵素の立体構造を変化させ,反応を阻害するものもある.

タンパク質の活性部位から離れたところで起こる作用が,そのタンパク質の活性に影響する現象を**アロステリック効果**(allosteric effect)とよぶ.上記の結合部位以外との相互作用で酵素活性を阻害する例は,負のアロステリック効果であるが,もちろん正のアロステリック効果もある.酵素ではないが,ヘモグロビンは四量体として存在し,あるサブユニットに酸素が結合するほど残りのサブユニットの酸素結合能が上昇するというアロステリック効果を示すタンパク質として知られている.

酵素反応において,電子や官能基の受け渡しを仲介する低分子有機化合物を**補酵素**(coenzyme)とよぶ.酸化還元反応では,ピロロキノリンキノン(PQQ),ニコチンアミドジヌクレオチド(NAD),フラビンアデニンジヌクレオチド(FAD)などの補酵素が電子伝達体として働いている場合が多い.このほか,脂肪酸合成過程でのアシル化反応ではコエンザイム A(CoA),アセチルコエンザイム A(acetyl-CoA)が補酵素として働いている.

酵素は,薬物やバイオマテリアルとして利用され,研究・実験にも頻繁に使用される.表 3・2 にはバイオマテリアルや実験用試薬などとして使用されている酵素の代表例を示した.グルコースオキシダーゼ(GOD)やグルコースデヒドロゲナーゼ(GDH)はグルコースセンサに使用され,アルカリホスファターゼ(ALP)や西洋ワサビペルオキシダーゼ(HRP)は診断薬や酵素免疫定量法(エンザイムイムノアッセイ,EIA)などに利用されている(10 章および 11 章参照).細胞の継代培

表 3・2 酵素の種類と利用対象

名称(略称)	働き	利用対象
グルコースオキシダーゼ	グルコース + FAD → グルコン酸 + $FADH_2$	バイオセンサ
グルコースデヒドロゲナーゼ	グルコース + NAD(P) → グルコノラクトン + NAD(P)H	バイオセンサ
アルカリホスファターゼ	リン酸モノエステルの加水分解(塩基性条件)	診断薬,細胞分化
西洋ワサビペルオキシダーゼ	H_2O_2 + 酸化型シトクロム c → H_2O + 還元型シトクロム c	エンザイムイムノアッセイ
乳酸デヒドロゲナーゼ	ピルビン酸 + NADH ⇌ 乳酸 + NAD^+	細胞計数
トリプシン	ペプチド分解(塩基性アミノ酸の C 端)(ECM 分解)	細胞の継代培養
DNA ポリメラーゼ	DNA を鋳型としての DNA 合成	PCR
制限酵素	DNA 二重鎖の配列特異的切断	遺伝子組換え

養の際には,培養皿に接着している細胞を剥がす必要がある.細胞接着タンパク質は塩基性アミノ酸を含んでいるため,塩基性アミノ酸のC端側を切断するエンドプロテアーゼ*であるトリプシンが使用される.

3・2・4 抗　体

抗体(antibody)は体外から入ってきた異物(抗原)に対して結合するように体内でつくられ血液中に分泌されるタンパク質であり,**免疫グロブリン**(immunoglobulin)とよばれる.リンパ球の一種であるB細胞で産生され,体液性免疫(6・5節参照)において最も重要な役割を果たしている.免疫グロブリンは数種類のサブタイプがあり,なかでも,量的に最も多いものが免疫グロブリンG(IgG)である(図3・6).IgGは分子量の大きなH鎖2本と分子量の小さなL鎖2本がジスルフィド結合(S–S)を介して結合したY字型をした分子であり,Y字の2本の腕の先の部分が可変領域で,この部分の立体構造と性質が,抗原の構造と相補的になっておりファンデルワールス力,静電的相互作用,水素結合などにより抗原と特異的に結合する.結合定数は $10^{-4} \sim 10^{-10}$ M で酵素–基質結合と同等かそれよりも強い.可変領域のアミノ酸配列はさまざまに異なっているが,それ以外の部分のア

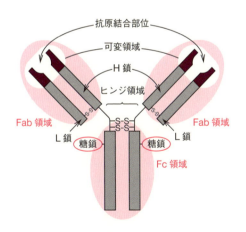

図3・6　抗体(免疫グロブリンG)の構造

---

* タンパク質やペプチドを鎖の途中から切断する酵素をエンド型という.これに対し,末端から順に切断していくものをエキソ型とよぶ.

ミノ酸配列は，ヒトの IgG では基本的に同じである．2 組の H 鎖と L 鎖を中央でつないでいる領域をヒンジ領域，Y 字の 2 本の腕の部分は Fab 領域とよばれている．Y 字の幹の部分は Fc 領域とよばれ，マクロファージなど貪食細胞には Fc レセプターがある．体液中の IgG 分子は，抗原に対して可変領域の特異性で結合し，

<u>基礎知識</u>　　　　　　　　　モノクローナル抗体

　抗体は B 細胞で産生される．1 つの B 細胞が産生する抗体のアミノ酸配列は 1 種類だけである．しかし，1 人のヒトには無数の（数百万〜数億といわれる）種類の B 細胞があり，その多様性の中に特定の抗原に結合する抗体を産生する B 細胞がいくつも含まれている．したがって，ある種の抗原にさらされたときにつくられる，その抗原に特異的に結合する抗体には何種類もある．抗原を固定したアフィニティークロマトグラフィーなどで血清から分離される特異的抗体は，可変領域の配列が異なる何種類もの抗体の混合物である．これをまとめて**ポリクローナル抗体**（polyclonal antibody）とよぶ（図 1）．ポリクローナル抗体の 1 つ 1 つは，結合する抗原の部位や親和性も異なっている．

　一方，可変領域のアミノ酸配列までまったく同じで化学的に純粋な（単一物の）抗体を**モノクローナル抗体**（monoclonal antibody）とよぶ（図 1）．モノクローナル抗体は，特定の抗原を打ち込んだ（「免疫した」という）マウスの脾臓

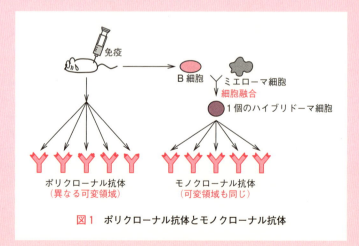

図 1　ポリクローナル抗体とモノクローナル抗体

> コラム（つづき）
> から取出したB細胞を，腫瘍細胞（ミエローマ細胞）と細胞融合させて作製した無限に増殖可能な**ハイブリドーマ**細胞から作製する（もともとのB細胞は増殖能を有していない）．多数のハイブリドーマ細胞の中から目的の抗原に結合する抗体をつくる細胞1つを選び出して増殖させる．1つのハイブリドーマ細胞から分裂して生じる単一クローンは，まったく同じ抗体すなわちモノクローナル抗体を産生する．
> モノクローナル抗体は，実験での特定分子の検出，診断に使用されるほか，薬剤を結合したものや，抗体自体が薬剤としての効果を示すもの（抗体医薬品）も開発されており，現在の医療において不可欠なものとなっている．

抗体には結合部位が2つある（2価）ため，抗原との結合によって多重会合を生じ，抗原-抗体複合体は粒子や沈殿となる．その後，抗原-抗体複合体上に露出しているFc領域が貪食細胞から認識され，その抗原-抗体複合体ごと貪食され，分解される（オプソニン作用）ため，異物である抗原を排除できる．

IgG以外のサブタイプとしては，IgG類似の構造がさらに5つ集まったIgM，二量体であるIgAなどがある．

3・3 細　　胞

細胞を治療用の材料として利用する発想は古くからある．19世紀初めには血液型という概念もないままに輸血が行われた．1900年に血液型が発見され，1914年にクエン酸ナトリウムの抗凝固活性が見いだされたことから，本格的な医療としての輸血が始まった．また，Thomas博士らが1960年ごろから始めた骨髄移植は，実際には造血幹細胞移植である．

用いる細胞はその由来から，患者自身の細胞（自己細胞）や他人の細胞（他家細胞）だけでなく，動物の細胞（異種細胞）に分類できる．また，その分化状態から皮膚や肝臓などを構成している成熟した体細胞，生体内に存在する未熟な前駆細胞，さらに分化能が高い幹細胞などに分類することができる．"幹細胞"とは，細胞分裂により自分と同じ細胞を産生する「自己複製能」と複数の分化した細胞を産生する「多分化能」を併せもった細胞をさす．

3・3・1 体　細　胞

　全血輸血や，血小板だけを移植する成分輸血は体細胞を用いた治療の代表例である．また，比較的古くから，死体あるいはドナーから採取された膵臓ランゲルハンス島をⅠ型糖尿病患者に移植する治療法がある．免疫抑制が必要となるが，カナダのグループによりステロイドを用いないエドモントンプロトコールが導入されて生着率が大きく改善した．

3・3・2 造血幹細胞

　造血幹細胞（hematopoietic stem cell）とは，赤血球，白血球，血小板，肥満細胞，樹状細胞などに分化することができる幹細胞で，骨髄に存在している．赤血球の寿命は120日程度，血小板の寿命は3日程度であるので，造血幹細胞が常に増殖分化して血液細胞を供給し続けている．白血病などの患者に骨髄移植が施されるが，これは，ドナーの造血幹細胞を移植することで患者の血液細胞を製造する機能を補うことが目的である．

3・3・3 間葉系幹細胞

　1970年，A. J. Friedensteinらが骨髄に存在して培養皿に接着して増殖する細胞が，骨・軟骨・脂肪・筋肉・靱帯・神経に分化可能であることを報告し，1991年に**間葉系幹細胞**（mesenchymal stem cell, MSC）と命名された．現在では，脂肪組織にも同様の細胞が見つかっており，患者自身の間葉系幹細胞を，血中や組織中に移植することで，虚血性疾患などの治療が広く試みられている．

基礎知識　　　**幹細胞の顔を見分ける**

　多くの細胞は同じように小さくて丸いが，表面に出ているタンパク質の種類や割合が違うので，これに特異的に反応するモノクローナル抗体を使えば見分けることができる．CD（cluster of differentiation）分類は，本来モノクローナル抗体の分類であるが，細胞の特性を示す方法としても用いられる．たとえば，ヒト間葉系幹細胞を表現するためには，CD105という抗体が反応するのでCD105陽性である．同様に，CD73陽性，CD105陽性，一方で，CD45陰性，CD34陰性というように，複数の抗体で検討することでヒト間葉系幹細胞と特定することが可能である．

3・3・4 ES 細 胞

胚性幹細胞（embryonic stem cell，**ES 細胞**）は着床前の胚（胚盤胞）の内部細胞塊細胞から樹立される．1981 年に Evans 博士らがマウス ES 細胞を樹立し，1998 年に Tomson 博士らがヒト ES 細胞を樹立した．胎盤を形成する細胞など以外，ほぼすべての細胞に分化できる多分化能性を有するために，基礎生物学・医学研究で広く利用されるようになった．移植医療のための細胞供給源としても精力的に研究されてきているが，ヒト受精卵が必要であることから，倫理的な問題も議論されている．

γ線などで不活性化したマウス胎仔線維芽細胞層（フィーダーレイヤーとよばれる）の上で，LIF（leukemia inhibitory factor）というサイトカインを添加することで，ES 細胞の分化能力を保ったままで細胞を増殖させられる技術が確立された（図 3・7）．このような未分化維持培養技術は，特定の細胞に分化させる分化誘導技術とともに，重要かつ不可欠な幹細胞工学技術であり，後に発見される iPS 細胞の研究の基礎ともなった．

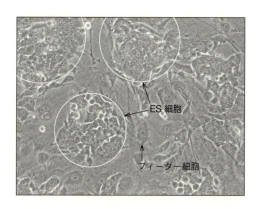

図 3・7　フィーダー細胞上で培養された ES 細胞塊

3・3・5 iPS 細 胞

山中博士らは，ES 細胞に特異的に発現している遺伝子を解析して，そのうちの 24 個の遺伝子に注目した．2006 年，マウス線維芽細胞に *Oct3/4*・*Sox2*・*Klf4*・*c-Myc* という 4 つの遺伝子を人工的に導入することで，マウスの**人工多能性幹細胞**（induced pluripotent stem cell，**iPS 細胞**）の樹立に成功し，翌年，ヒト iPS 細胞の

樹立に成功した．ES細胞と同様にさまざまな細胞に分化させることができることから，生物学や医学に役立つ日本発の発明であるので，国をあげて精力的に研究されている（図3・8）．

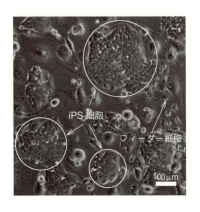

図3・8　iPS細胞

3・4　組　　織

　動物の腸からつくる糸（腸線，カットグット（catgut））は，楽器の弦やテニスのラケットなどのほかに医療用縫合糸として10世紀ごろから使用されたようである．20世紀に入って滅菌法が開発され爆発的に普及した．しかしながら，ウシ海綿状脳症（bovine spongiform encephalopathy, BSE）問題により2001年に製造も輸入も禁止された．1980年代には滅菌凍結乾燥豚皮が熱傷などの創傷被覆材として用いられていたが，その後，コラーゲン製の真皮欠損用グラフト（通称，人工真皮）が主流となっている．また，脳外科手術の後に，脳を包んでいる硬膜という組織を再建するためにヒト死体乾燥硬膜製品が使われていたが，これを移植された患者がヤコブ病を発症する例が相次いで報告され，使用が禁止された．血液製剤による肝炎などの感染リスクなども含めて，科学の発達と，厳しい許認可システムのもと，新しい組織の利用が，安全な医療へと移行していくことを願っている．

3・4・1　組織バンク

　組織移植医療の充実を目的に，骨，角膜，心臓弁，血管，皮膚，羊膜などの組織バンクが非営利団体として設置されており，これらの組織は，凍結保存されて移植に使用されている．わが国のドナー不足は深刻で，その結果，組織バンク自体の運営や移植医療の充実も，多くの課題に面している．

3・4・2 脱細胞組織

海外では，ヒトの心臓弁，血管，真皮，神経の組織から，ヒト細胞を取除いた脱細胞組織が商品化されている．脱細胞処理により移植で生じる拒絶反応を抑えることが可能となる．米国では，凍結保存ヒト羊膜（AmnioGraft）もFDA承認されて製造販売されており，国内外の様子が大きく異なっている．わが国でも，2015年に，海外製のブタ由来脱細胞真皮（OASIS）が保険適用された．国内外の状況は大きく異なるが，徐々に，わが国にも浸透しつつある．

先端研究　**ダチョウ血管からつくった脱細胞血管**

食用ダチョウの頸動脈を材料にした内径 2 mm の脱細胞小口径血管の研究が国立循環器病研究センターでなされている（図 1）．口径が小さな脱細胞血管はコラーゲンの血液凝固反応のために，すぐに血栓のために詰まってしまう．そこで，血流中を循環している血管内皮前駆細胞を血管内腔面に捕捉できるような表面修飾技術を開発することで，開存（血液が流れ続けること）させることに成功した．異種の組織であるので実用までに多くの研究課題が残されているが，心筋梗塞や糖尿病による足壊疽の患者への適用が期待される．

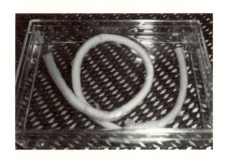

図 1　作製した人工血管

4

バイオマテリアルの性質

　生体内のさまざまな環境下で働くバイオマテリアルの設計にあたって，金属，セラミックス，高分子の基本的な性質を知ることは重要である．この章では，これら材料の力学的特性（バルク特性），粘弾性，熱特性および表面特性（材料表面へのタンパク質吸着や細胞接着），材料の生体吸収性について解説する．

4・1 力学的特性

　バイオマテリアルはその使用途中で破壊や分解が起これば重大な事故につながる．これを未然に防ぎ，適切に生体機能を代替するには，各材料がもつさまざまな性質を理解し，最適な材料を選択することが必要となる．なかでも材料の力学的特性はきわめて重要である．

4・1・1 弾性変形と塑性変形

　弾性変形（elastic deformation）は，外力により材料に生じた変形が外力を取除くことで完全に消滅して，元の状態に復元する変形であり，弾性変形の代表例はバネである．弾性変形領域では，物質内の原子は少し変位して構造がひずむだけで，基本的な原子間の結合は切れていない．高分子材料は一般に弾性とともに粘性を示す（4・1・4 節参照）が，変形量が小さい領域では近似的に弾性変形とみなせる場合がある．金属やセラミックスでは，原子が三次元配列した結晶であるため，弾性変形は図 4・1(a) → (b) のように，原子間距離が変化するのみで，外力を取除くことで元の原子位置へ戻るため完全に形状回復する．

　一方で，原子間結合を元のまま維持できる応力とひずみには限界があり，その臨

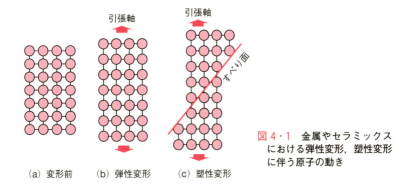

図 4・1 金属やセラミックスにおける弾性変形，塑性変形に伴う原子の動き

界値は**弾性限界**（elastic limit）とよび，それを超えたひずみは**塑性ひずみ**（plastic strain）とよぶ．塑性ひずみは，原子がすべりを生じる原子面上で相対的に大きくずれることで，元の原子どうしの結合を回復できず，外力を取除いても元の形状は回復しない．このような変形を**塑性変形**（plastic deformation）とよぶ．金属の多くやセラミックスの一部では，図 4・1(a) → (c) に示すように，熱力学的に安定な結晶構造を維持しつつ塑性変形が進行する．そのため，一定のせん断面を境に**せん断変形**（shear deformation）が進むことで原子配列は維持される．せん断変形は一斉に進まず，**転位**（dislocation）とよばれる局所的な原子の乱れによって担われる．

図 4・2 には，さまざまな材料の**応力-ひずみ曲線**（stress-strain curve）を示す．その挙動は，材料，組成，組織などによって大きく異なる．降伏点（弾性限界）は弾性変形による傾きをもつ直線から離れる瞬間によって定義される．

4・1・2 力学的特性の基礎

固体に作用する外力は，材料の形状を変形させ，最終的には**破断**（fracture）をひき起こす．本節では基本的な固体材料の力学的特性について考える．図 4・3(a) → (b) に示すように，断面積 A_0 の固体に垂直方向に引張荷重 P が負荷された理想固体では，公称応力 s，真応力 σ，公称ひずみ e，真ひずみ ε は次式で表される．

$$s = \frac{P}{A_0} \tag{4・1}$$

$$\sigma = \frac{P}{A_0} = s(1+e) \tag{4・2}$$

$$e = \frac{l_1 - l_0}{l_0} \tag{4・3}$$

$$\varepsilon = \ln \frac{l_1}{l_0} = \ln(1+e) \tag{4・4}$$

"公称"と"真"は小さなひずみの範囲では同一にみなすことができるが，5％を

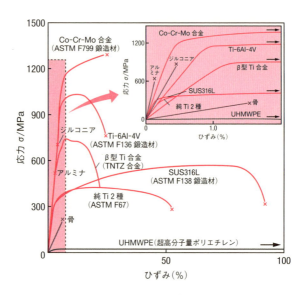

図4・2　金属，セラミックス，高分子，骨組織における応力-ひずみ曲線

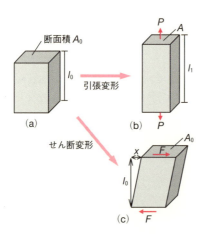

図4・3　固体における引張変形とせん断変形

超えるような比較的大きなひずみでは両者の差を無視できなくなることから真応力,真ひずみを用いる.さらに,真応力(σ)と真ひずみ(ε)が直線関係を満たす弾性変形領域では,理想固体は**縦弾性率**(longitudinal modulus)(**ヤング率** E ともいう)として,フック(Hook)の法則が成り立ち,次式で表される.

$$e = \frac{\sigma}{E} \tag{4・5}$$

応力とひずみは比例し,縦弾性率 E が小さければ,わずかな応力で大きな変形をすることを示している.同時に縦方向への変形(伸び)は,これと直交する2方向への収縮,すなわち横方向の変形(圧縮)を伴うことから両者のひずみの比を**ポアソン比**(Poisson's ratio)ν で表す.等方的材料の場合,次式で表される.

$$\nu = \frac{-\varepsilon_{横方向}}{\varepsilon_{縦方向}} \tag{4・6}$$

一方,図4・3(a)→(c)に示すように,断面積 A_0 の平面にせん断荷重 F がかかる理想固体では,せん断応力 τ,せん断ひずみ γ は次式で表される.

$$\tau = \frac{F}{A_0} \tag{4・7}$$

$$\gamma = \frac{x}{l_0} \tag{4・8}$$

このとき,γ は τ が加えられる面の間隔 l_0 に反比例する.さらに,弾性変形領域では,理想固体は**せん断弾性率**(shear modulus)G として次式で表される.

$$\gamma = \frac{\tau}{G} \tag{4・9}$$

縦弾性率やせん断弾性率は,いずれも物質内の結合力の強さによって決定され,物質固有の値をもつ.そのため縦弾性率は,せん断弾性率に比例し,ポアソン比 ν を用いて次式で表される.

$$E = 2G(1 + \nu) \tag{4・10}$$

4・1・3 延性と脆性

延性(ductility)は材料に引張荷重を負荷した際,破断に至るまでに大きな塑性変形を示す場合をいう.一方,**脆性**(brittleness)は,破壊に至るまでのエネルギー吸収量が低く,応力-ひずみ曲線から弾性エネルギー分を取除いた積分領域の小さい場合をいう.セラミックスなどでは塑性変形を示すことなく脆性的に破断す

る場合が多い．その結果，延性-脆性の**破壊形態**（fractography）は大きく異なり，延性材料では破断面が起伏の大きい延性破面を，脆性材料では起伏のほとんど見られない脆性破面を示す．一般に高分子や金属では低温にて脆性的な破壊を，高温にて延性的な破壊を示し，その境界温度を**延性-脆性遷移温度**（ductile brittle transition temperature, DBTT）という．

高分子材料の代表的な応力-ひずみ曲線を図4・4に示す．高分子材料は引張荷重を受けると，弾性，粘性など複雑に入り混じった挙動（4・1・4節参照）をすることが多い．弾性限界 E 点までは弾性材料として挙動するが，完全に（4・1）式を満足する点は E より低く，比例限界（P 点）とよぶ．E 点を越えて荷重を加え続けると高分子材料はさらに変形して，完全には元に戻らなくなる Y 点（降伏点）に到達する．

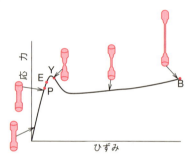

図4・4 高分子材料の代表的な応力-ひずみ曲線

4・1・4 高分子の粘弾性

高分子材料は，一般に非晶質部分と結晶部分が混在して存在するため（図4・5参照），非晶質部分が**粘性**（viscosity）を結晶部分が**弾性**（elasticity）を示し，結果として**粘弾性**（viscoelastic）体として振舞う．弾性体は，（4・5）式で示したように変形により与えられたエネルギーを貯蔵するが，粘性体はエネルギーを失うことから，たとえばひずみを一定に保つと，応力は時間依存的に低下する．高分子においては非晶質体の中で変形とともに粘性流動を始め，同時に結晶部分での分子鎖間の摩擦抵抗やからみ合いによる影響を受けつつ，粘弾性挙動を発揮する．ここで，粘弾性挙動は変形を急激に与えることによる**静的粘弾性**（static viscoelasticity）と周期的な変形を与えるときに見られる**動的粘弾性**（dynamic viscoelasticity）に大別される．両者は補完的であるが，静的な方法では分オーダー以上の緩和時間や遅延時間が長い現象を，動的方法では1秒以下の短い現象を追跡する場合に便利である．

ここで，動的粘弾性装置での周期的に与える変形による粘弾性挙動について考えてみよう．時間とともに周期的に変化するひずみが高分子に与えられた場合，周波数は同じで位相が $\delta(0 < \delta < \pi/2)$ だけ進んだ周期的応力を生じる．フックの法則に従う完全弾性体と，ニュートンの法則に従う（$\tau = \eta \, d\gamma/dt$, η は粘度）をもつマックスウェルモデルについて考えると，応力は弾性項と粘性項に分離される．前者は**貯蔵弾性率**（storage elastic modulus）とよばれ，高分子材料の弾性的な性質を表し，後者は**損失弾性率**（loss modulus）とよばれ，粘性的な性質を表す．引張（縦弾性）変形の場合はそれぞれ E' と E'' で，せん断変形の場合は G' と G'' の記号で示す．両者の比である $\tan \delta = G''/G'$（または E''/E'）は高分子の弾性，粘性の傾向を示し，この値が大きいほど粘弾性体としての粘性的な性質が強いことを意味する．

4・2 材料の熱特性

バイオマテリアルは使用環境が体温近辺であるために，滅菌などの過程で加熱される場合があるが，一般に熱特性が求められる場合は，主として材料としての性質の改良やデバイスへの加工に関してである．金属やセラミックスは熱的にきわめて安定であり，バイオマテリアルとしても分解や材料劣化が生じることはない．たとえば，ステンレス鋼では融点が 1400〜1500℃，アルミナでは 2000℃ を超える．一方，高分子材料の耐熱性は分子構造に大きく依存するが，一般に融点は 400℃ 以下である．

高分子材料は低分子量化合物に見られるような固体，液体，気体といった物質の変化を示さない．特に分子量が大きく，分子間の凝集力が大きい場合には加熱により融解する前に化学結合が切断し分解することがある．高分子固体を加熱して溶融させる過程を説明する．高分子材料中には，高分子鎖が密に詰まった結晶領域と規則構造のない非晶領域が混在している（図 4・5）．非晶領域は結晶領域に比べ会合エネルギーが低く，無定形のため，光を通し透明であり，**ガラス状態**（glassy state）とよばれる．われわれが日常的に使っているガラスも無機化合物であるがガラス状態（無定形）となっている．ガラス状態では，高分子鎖がランダムに存在するため，応力に対するすべり面が存在せず，加えられたエネルギーを緩和できないため脆く壊れやすい．非晶領域の転移現象を**ガラス転移**（glass transition）という．高分子固体を加熱していくとまず，高分子鎖の一部の非晶領域のセグメント（高分子鎖中の数個の繰返し単位をセグメントという）が凍結から解放され可動状

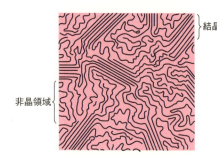

図4・5 高分子材料の結晶と非晶領域の模式図

態となる.この無定形のガラス状態から高分子鎖の一部が自由に振動している状態(ゴム状態)に転移する温度を**ガラス転移温度** T_g と定義する(図4・6).T_g 付近では高分子材料全体の流動や融解現象はなく,高分子鎖の一部のセグメントが微視的に運動している状態にある.T_g より高い温度では,高分子材料はゴム状態にあり衝撃エネルギーを高分子鎖中のセグメント運動(ミクロブラウン運動)で緩和するので弾性変形が大きくなる.さらに加熱すると結晶領域の融解(融点:T_m)も起こり,高分子材料全体の軟化や融解に至り,溶融状態となる.この逆の過程でも,それぞれの温度でほとんど同様の現象を見ることができる.溶融状態から冷却していく場合,まず,高分子鎖が規則正しく配列した結晶領域が形成され,配列できなかった高分子鎖は結晶化することなく分子運動が凍結され,非晶領域となり,ガラス状態を形成する.

一般に,高分子材料の溶融状態から固体状態への冷却過程や高分子希薄溶液からの高分子固体の析出過程の速度などにより,結晶領域と非晶領域の割合を変えるこ

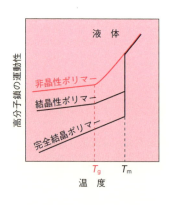

図4・6 高分子鎖の運動性の温度依存性

とができ，物性の制御などに利用されている（表4・1）．

　非晶領域に低分子量化合物などの添加物が入ると，セグメント運動が容易になりT_gが下がる．このことを利用して堅い高分子材料を柔らかくしたり，使用温度で高分子材料の強度を高めたりしている．高分子材料はT_g，T_mの値によりいくつかのタイプに分類できる．結晶領域をもたないゴムタイプに分類できる高分子材料はT_mを示さず，T_gがきわめて低く，室温では柔らかく弾力性がある．同じく結晶領域をもたないためT_mは存在しないが，T_gが室温より高い高分子材料はガラスタイプに分類される．この種の高分子材料は室温で堅く，脆いが透明である．代表例はいわゆる"有機ガラス"とよばれるポリメタクリル酸メチルであり，メガネレンズや光ファイバーなどの光学材料に使用されている．結晶領域が存在する結晶性の高分子材料はT_mを示す．そのうちでT_gが室温より高いものは繊維タイプに分類される．ポリエステルなど，多くの繊維高分子材料がこのような物性を示す．汎用プラスチックであるポリエチレンやポリプロピレンのT_mは100℃以上であるが，T_gは逆にかなり低く，冷蔵庫や冷凍庫でも堅くならず，ポリ容器として使用可能となる．

表4・1　代表的な高分子材料の熱特性値

高分子材料	T_g（℃）	T_m（℃）
ポリジメチルシロキサン（シリコーンゴム）	−125	非晶
低分子量ポリエチレン	−110	115
ポリテトラフルオロエチレン	−97	327
高分子量ポリエチレン	−90	137
ポリプロピレン	−18	175
ポリ酢酸ビニル	30〜34	非晶
ナイロン66	57	265
ポリエステル	69	256
ポリ塩化ビニル	87	212
ポリスチレン	100	240
ポリメタクリル酸メチル	105	非晶
ポリカーボネート	150	265

4・3　表　面　特　性

　生体内において働くバイオマテリアルは，さまざまな環境で種々の生体組織と相互作用をし，生体に馴染んでいくか，あるいは生体から拒絶される．バイオマテリアルを設計するにあたって，材料と生体との相互作用や接触面の特性を知ることは

重要である．物理化学的には，液体と固体，気体と液体，気体と固体，固体と固体，液体と液体（混合しない場合）という2つの異なる相が接触する面を**界面**（interface）という．ここで気体と固体の界面に注目するとき，固体（たとえば材料）の側を主体に考えれば，固体表面（材料表面）というのは気体との界面にほかならない．したがって，特に断りがない限り，界面と表面は同じものであると考えてよい（通常は，気体と接している固体部分や真空中に露出している固体を**表面**（surface）という）．水滴（液体）では，その内部と空気（気体）との界面では自由エネルギーが異なるため，表面積を小さくしようという力が働く．また，固体表面での水滴は固体の種類によって盛り上がりや大きさが異なる．このように界面で作用する力を考えることにより，生体組織との相互作用を考察することができる．

4・3・1　表面自由エネルギーおよび表面張力

空気中に水滴があると水滴内部における水の分子は，その周囲の水分子と水素結合に基づいて互いに引き合っている．これに対して水滴表面の水分子は，水滴内部の分子とは引き合うが，空気中の気体分子との相互作用はきわめて小さい．したがって，内部の分子よりも水滴表面の分子の方がポテンシャルエネルギー（位置エネルギー）が高い状態にある（図4・7）．よって，水滴表面の分子は水滴内部の分子よりも大きな自由エネルギーをもつことになる．**表面張力**（surface tension）は，単位長さあたりの縮もうとする力（SI単位は N m^{-1}）であり，単位面積あたりの表面自由エネルギー（SI単位は J m^{-2}）に等しい．すなわち，等温・等圧において，表面積を単位面積だけ広げるために必要なエネルギーとなる．

ある水分子と近隣の水分子とが相互作用してつくり出すエネルギーを e とし，そ

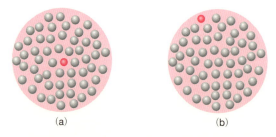

図4・7　水滴内部および表面の分子の相互作用　内部の分子（a）と表面の分子（b）では，相互作用しているまわりの分子の数が異なり，表面の分子の方がポテンシャルエネルギーが高い

の総和がポテンシャルエネルギー E_p であるとすると，近隣の分子の数を N として，次のように表される．

$$E_p = \frac{Ne}{2} \qquad (4 \cdot 11)$$

ここで，水滴内部の水分子のエネルギーを $E_p(i)$，近隣分子の数を $N(i)$ とすると，

$$E_p(i) = \frac{N(i)e}{2} \qquad (4 \cdot 12)$$

水滴表面の水分子のエネルギー $E_p(s)$，近隣分子の数を $N(s)$ とすると，

$$E_p(s) = \frac{N(s)e}{2} \qquad (4 \cdot 13)$$

と表される．近隣分子の数は，$N(i) > N(s)$ であるので，$E_p(i) < E_p(s)$ となり（e が負の値であるため），表面の分子の方がポテンシャルエネルギーが高い．ここで，内部の水分子 1 個を表面にもちだすと，その分子のエネルギーは $E_p(s) - E_p(i)$ だけ増加することになる．分子 1 個の占める表面積を a とすると，水滴の単位面積分だけ表面積を増加させるには，$(E_p(s) - E_p(i))/a$ だけのエネルギーが必要となる．この値が"表面張力"である．また，液体どうしの表面張力は**界面張力**（interfacial tension）といい，液体内部から表面に取出された分子は他方の液体分子とも相互作用するため，一般に，液相間の界面張力は気液相間との表面張力よりも小さい．界面張力は，液体が混ざり合ってくると減少し，完全に混合するとゼロになる．

固体の表面では，表面自由エネルギーが液体ほど均一ではなく，表面の化学的な構造も乱れている場合が多く，表面張力という値で表現することは難しい．実際には，固体表面における水の接触角（10・4・1 節参照）などで評価される．

4・3・2　界面活性剤およびコロイド

表面張力や界面張力を低下させる性質を**界面活性**（surface activity）という．**界面活性剤**（surfactant）は，水と親和性のある親水性基と水に難溶性の疎水性基の両方を合わせもっている．親水性基がイオン解離するものをイオン性界面活性剤，イオン解離しないものを非イオン性界面活性剤という．

界面活性剤の水溶液は，十分に希薄な濃度ではほぼ均一な溶液である．濃度が高くなると，界面活性剤は疎水性基を空気の側に向けるように並び，水層の表面に分子の膜を形成し始める．さらに濃度が高くなると，今度は水溶液中でも分子の集合

体であるミセルをつくり始める（図1・8参照）．ミセルが形成される最低の濃度が"**臨界ミセル濃度**"である．水に対する界面活性剤の溶解度は温度によって変化し，**クラフト点**（Krafft point）よばれる温度において急激に上昇する．クラフト点は界面活性剤に固有の温度であり，クラフト点以上ではミセルの形で溶解している．

ミセルが形成されると，水溶液は**コロイド溶液**（colloidal solution）として振舞うようになる．コロイド溶液には，ミセルコロイドのほかに金属ナノコロイドなどがあり，ナノ粒子が溶液中に均一に分散している．ミセルコロイドは他の疎水性分子をミセル内部に取込み，可溶化することができる．金属ナノ粒子は，塊状の金属とは著しく異なる特性を有しており，たとえば，金ナノ粒子はプラズモン共鳴を起こす結果，赤い分散液となる．コロイド状態にある水溶液のことを**ゾル**（sol）とよぶことがあり，ゾルが流動性を失ったものを**ゲル**（gel）とよぶ．ゲルは，固体と液体の複合体とみなすことができ巨視的には流動性はないが，内部の液体部分は拡散することができ，生体組織の多くの部分もゲルとみなすことができる（5・7節参照）．

4・3・3　薄膜および表面電位

界面活性能をもつ分子が液相と気相の界面に単分子膜を形成するとき，1分子の占有面積（膜全体の面積を分子数で割ることによって求まる）A と，膜面と平行に外から膜を圧縮する方向に働く圧力 π との間には相関がある．単分子膜は，外圧が低いときには界面活性分子が水面を自由に動き回ることができ（気体膜），外圧の上昇とともに水面上で並んでいき（膨張膜），さらなる圧力の上昇において密に詰まった膜（凝縮膜）となる（図4・8）．凝縮膜では，圧力が上昇しても占有面積の減少はわずかである．この凝縮膜における圧力 π をゼロに外挿したときの，すなわち分子が垂直に配向しているとき1分子の占有面積を"極限断面積"という．単分子膜で覆われた表面と覆われていない水面との電位差を**表面電位**（surface potential）といい，膜の状態を評価するのに用いられる．

ミセルなどのコロイド粒子も水中で帯電しているが，これは，粒子表面の電離基の解離やプロトンの授受，コロイド粒子と溶媒との摩擦による帯電などが原因である．帯電粒子のまわりには"**対イオン**（counter ion）"が存在しているが，帯電粒子が（分子やイオンと比べて）はるかに大きいため，粒子近くの対イオンは溶液中を自由に動き回ることができず，粒子の近傍に束縛される．粒子にごく近い場所の対イオンはほとんど動けず（固定層），そのすぐ外側の対イオンはある一定範囲で

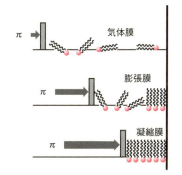

図4・8　単分子膜　1分子の占有面積は圧力と相関する

拡散している（拡散層）．拡散層の内側（固定層のすぐ外側）の電位を**拡散電位**（diffusion potential）といい，表面電位よりやや低い．電気泳動で粒子の表面電位を測定しようとすると，固定層のイオンは粒子とともに移動し，拡散層のイオンは一部が粒子と切り放され一部が粒子表面に残るため，測定される電位は拡散電位の位置よりやや外側の電位であり，**ゼータ電位**（ζ電位）という．一般的には，ゼータ電位は拡散電位に等しいとして取扱われる．

4・3・4　タンパク質吸着

　タンパク質は油-水界面に吸着（接触）した場合，著しい構造変化を起こす．油との接触はタンパク質分子内の水素結合の切断，さらにタンパク質分子内の疎水性アミノ酸残基に起因する疎水性相互作用のバランスの変化をひき起こす．すなわち，タンパク質分子周囲の環境がわずかに変化するだけで，微妙な分子間力のバランスで規定されている構造に変化が生じるのである．この構造変化は不可逆的で，安定な材料表面へのタンパク質吸着という現象につながる（図4・9）．したがって，材料表面へのタンパク質の吸着には，材料を取巻く水の状態が大きく関与する．タンパク質が表面に疎水性相互作用（2・1・7節参照）で吸着する際，タンパク質と表面の結合水の交換が必要となる．これは材料表面の結合水量がタンパク質吸着を規定する重要な因子となることを示している．材料表面で起こるタンパク質の吸着は，表面の水のランダムネットワーク（結合水層）にトラップされることで開始する．このため，タンパク質の吸着を抑制するには，材料表面近傍の水を自由水の状態（バルク水）に維持し，タンパク質側から見ると界面が存在しないようにすることがきわめて有効である．表4・2に代表的な血漿タンパク質分子の大きさと，表

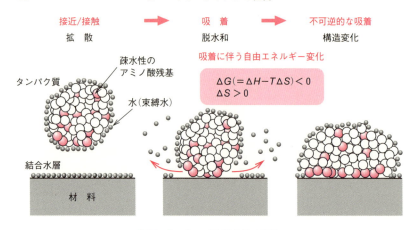

図 4・9 タンパク質吸着の機構

面に単分子層で吸着したときの吸着量を示した．実際は吸着したタンパク質の構造変化とともに，吸着層が単層から多層へと移行し安定な吸着層を形成するために吸着量はさらに多くなる．タンパク質の吸着は決して静的な現象ではなく，吸着したタンパク質が脱着する．あるいは，溶液中に存在する他のタンパク質と交換するなどの動的平衡状態にある．したがって，タンパク質の吸着挙動を評価する場合にはこれらの点に十分注意しなければならない．

表 4・2 血漿タンパク質の分子サイズと理論的な単分子吸着量

タンパク質	分子量 (kDa)	大きさ (nm)	1分子の専有面積 (nm^2)		単分子吸着量 ($\mu g\ cm^{-2}$)	
			縦向き	横向き	縦向き	横向き
アルブミン	67.5	4.0×11.5	12.6	46	0.90	0.25
免疫グロブリン G	169	4.4×23.5	15.2	103	1.85	0.27
フィブリノーゲン	340	6.5×47.5	33.2	309	1.70	0.18

最近のバイオ工学においてタンパク質を安定に材料に固定化し，これをバイオ素子として利用することも多くなってきている．この場合においても，固定化したタンパク質の機能低下につながる構造変化を阻止することは大切である．

4・3・5 細胞接着

材料表面への細胞接着や増殖という現象には，人工血管や人工弁や人工皮膚などのように組織と一体化する必要がある場合と，人工腱など組織との癒着が望ましく

4・3 表面特性

ない場合がある．また，体内外をつなぐ経皮デバイスの表面と組織が接着すれば，感染のリスクが低減する．細胞の懸濁液を材料表面に接触させると，材料への細胞接着タンパク質の吸着と構造変化，細胞接着および接着細胞の増殖という一連の過程が進行する．

そこで，高分子材料表面の化学構造と細胞の接着率と増殖速度の関連性が系統的に調べられた．アルキル基の炭素数が増加すると細胞の接着率は低下し，増殖速度は大きくなる傾向がある．一般に水素原子をフッ素原子に換えると，細胞が接着しにくくなる傾向もある．また，細胞の接着を一時的に抑制するためには，ポリエチレンオキシドのような水溶性の長い分子鎖を高密度で導入することで，細胞接着性タンパク質の吸着量を減少させることも有効である．

細胞の接着率が増加すると増殖速度は低下する傾向が認められる．まず材料表面上に細胞が付着し，偏平化し，球状になって分裂が起こり，分裂した細胞は再び偏平化する．したがって，細胞と材料との間に強い相互作用がある場合，増殖速度を減少させるように働く．接着率と増殖速度とのこのような関係は，芳香族縮合系ポリマー，ビニル系ポリマー，非荷電性ポリアミノ酸でも認められている．また，これらの高分子材料を比較すると，芳香族縮合系ポリマーは細胞との相互作用が強い．

また，材料表面の物理化学的性質も細胞接着に影響する．表面の親水性・疎水性は，水滴との接触角を尺度に評価することができる．材料表面のぬれ特性の向上（水滴との接触角が小さい）につれて細胞は付着しやすくなる．初期接着率は水滴の接触角が 60°～70° で極大を示し，接触角がそれより大きくても小さくても初期接

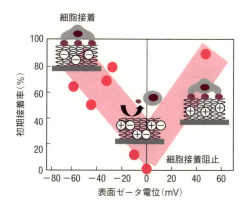

図 4・10 表面ゼータ電位と初期接着率の関係

着率は低下する傾向にある．最近では，表面ゼータ電位が細胞の初期接着性を決定するパラメータとして有用であると報告されている．すなわち，表面ゼータ電位が0から正負いずれになっても細胞接着が増加する傾向であることが認められている（図4・10）．

4・4 生体吸収性

体内で，あるいは血液・体液と接触している間に，可溶化して散逸する固体材料は，体内に埋入されても，やがて消滅するため，医用材料として有用である．たとえば，生体が自己修復・治癒を行う間の一時的補修材・細胞足場材料や，体内で薬物を一定期間徐放し続けるリザーバー（キャリヤ）として期待されている．

このような体内で形を失って消滅する性質は**生体吸収性**（bioresorbability, bioabsorbability）とよばれ，こうした性質をもつ材料が**生体吸収性材料**（bioresorbable (bioabsorbable) materials）である．よく似た用語として，**生体分解性**（biodegradable）（他に，生分解性，生体分解吸収性など）があるが[*1]，分解とは分子中の共有結合が開裂して低分子化することであり，物質が固体状であるか溶けているかとは直接関係がない．本書では，共有結合が開裂する場合（＝分解）はもちろん，共有結合の開裂を伴わない，物理的な溶解，金属材料のイオン化，非共有結合的な架橋やイオンによる塩架橋の開裂などであっても，結果的に固体状の材料が消滅する場合は，すべて生体吸収性に含めることにする．

生体吸収性材料には，脂肪族ポリエステルなどの高分子，マグネシウムなどの金属，リン酸三カルシウム（TCP）などのセラミックスがある．生体吸収性高分子には，体内で分子鎖が開裂（分解）するもの（**生体分解性高分子**（**生分解性高分子**）（biodegradable polymer））と，カルシウムイオンで架橋されたアルギン酸のように塩架橋の開裂により可溶化するものや，ポロキサマー®（プルロニック®）[*2]やポリビニルアルコール（PVA）のゲルのように分子間の水素結合や疎水性相互作用に基づく物理的架橋（5・7・1節参照）の解離により溶解するものがある．さらに生体分解性高分子は，結合の開裂が酵素反応によるもの（酵素分解型）と，水存在下で

[*1] これらの用語の定義は必ずしも一義的ではなく，研究分野などによって異なっているため，これらの用語を含む文章を読んだり，使用したりする場合には注意が必要である．たとえば，生分解性という用語は，生体内で分解する材料だけでなく，生体外つまり自然環境下で分解する材料にも使用される．

[*2] ポリエチレンオキシド（PEO）とポリプロピレンオキシド（PPO）からなるトリブロック共重合体（図5・18参照）．

徐々に加水分解するもの（自然分解型）に分類される．生体分解性高分子の中でも分解物が体内で代謝・排泄されるものは医用材料として安全性上での利点を有しており，特に**生体分解吸収性**（**生体内分解吸収性**）高分子とよばれることもある．このときの「吸収」は主として体内の代謝・排泄経路に組込まれて処理されることを意味しており，そのためには，分解物が体内代謝物であるか腎排泄が可能な程度に低分子量である必要がある．

4・4・1 酵素分解型高分子

高分子材料が生体内で分解性を示すかどうかは，結合の種類とその周囲の化学構造でほぼ規定されている．図4・11には，主要な結合を体内で分解される可能性で分類した．タンパク質中のペプチド結合（アミド結合）や多糖中のグリコシド結合（エーテル結合）は酵素分解されるが，非酵素的条件ではほとんど分解されない．したがって，酵素認識を受けないペプチド結合でないアミド結合や，グリコシド結合でないエーテル結合は，材料が生体吸収性を示すほどの生体分解性を有していない．ウレタン結合やウレア（尿素）結合も同様である．

天然高分子（生合成される高分子）の多くは酵素分解性を示す．問題はヒトがそれを分解する酵素をもつかどうかであり，たとえば，フィブロイン（絹）やセル

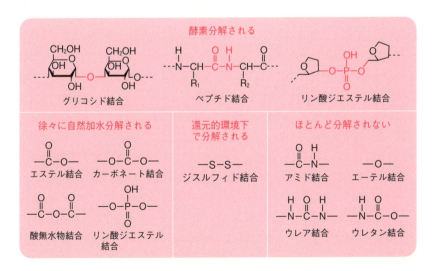

図4・11　化学結合の生体内で分解される可能性

ロースに対する分解酵素をヒトは有していないため、これらは生体分解性を示さない。天然高分子は、① 個体差がある、② 生理作用を有し、抗原性を示す可能性がある、③ 分解酵素の存在量により分解速度が部位によって異なる、④ 精製が容易でなく、病原体やエンドトキシンなどの混入の恐れがある、⑤ 親水性が高く体液との接触下において強度が保持されにくい、などの欠点があり、これらを克服して、あるいはこれらが問題にならない用途で使用されている。

タンパク質やペプチドは、そのアミノ酸配列に応じてプロテアーゼ（ペプチダーゼ）による分解を受ける。羊や牛の腸からとれるカットグット（主成分：コラーゲン）は古くから吸収性縫合糸として用いられてきた。また、L-アミノ酸の重合によって得られる合成ポリペプチド（ポリアミノ酸）も酵素により分解される。

多糖類にも生体内分解性を示すものがある（1・5節参照）。たとえば、アミロース（デンプン）はアミラーゼによって分解され、ECMの構成成分であるヒアルロン酸はヒアルロニダーゼによって分解される。一方、セルロースと同じ β-1,4-グリコシド結合をもつキチンは、本来ヒトに存在しない結晶性多糖であるが、リゾチームなどの酵素により分解される。

核酸中のリン酸ジエステル結合もヌクレアーゼなどによる酵素分解を受けるが、生理的条件での安定性はペプチド結合やエーテル結合ほど高くない。特にRNAはDNAに比べて自然加水分解しやすい。

4・4・2 自然分解型高分子

脂肪族ポリエステル中のエステル結合は、水存在下でゆっくりと加水分解する自然分解性を示す。ポリカーボネート、ポリ酸無水物、ポリリン酸エステルも、自然分解型高分子である。特殊な例として、ジスルフィド結合（S−S）は細胞内などの還元的環境で2個のチオール基に解離する。これを薬物放出などに利用した例があるが、高分子主鎖に用いた例は少ない。

自然分解型高分子の多くは合成高分子であり、これらのうち、適度な分解速度を示し、医用材料として実用化されているものの多くは脂肪族ポリエステルである。一方、人工血管に使用されているPETなどの芳香族ポリエステル（2・8・10節参照）は、事実上分解しない。このように、ポリエステルなどの自然分解型高分子の分解速度は解離する官能基以外の部分の化学構造の影響を強く受ける。図4・12は代表的なポリエステル類について、その相対的な加水分解されやすさの順序を示している。加水分解性を規定しているのは、主として疎水性と結晶性である。一般

に，疎水性が高いほど分解速度は遅くなり，疎水性が同程度であれば，結晶性が高い方が分解速度は遅くなる．

脂肪族ポリエステルには，ジオールとジカルボン酸の重縮合によって得られる2成分系，開環重合（またはヒドロキシ酸の直接重縮合）によって得られる1成分系（ポリヒドロキシ酸，2・8・7節参照）の2種類がある．これらの分解性は，一般に，エステル結合間の炭素数により規定され，炭素数が多い（疎水性が高い）方が分解速度は遅くなる．

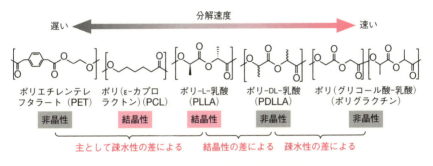

図4・12 ポリエステル類の分解速度の比較

一方，結晶性はモノマーの繰返しの規則性によって決定され，規則性が高いものは結晶性を示す．図4・13には，開環重合で使用される代表的な環状モノマーを示した．これらの中でも頻繁に使用されているものは，L-ラクチド，グリコリド，ε-カプロラクトンであり，これらの単独重合体は結晶性を示す．これらのモノマーを他のモノマーと共重合すると，繰返しの規則性が失われ，組成比上昇とともに結晶化度が低下し，ある程度以上で非晶性となる．たとえば，鏡像体の関係にあるL-ラクチドとD-ラクチドのランダム共重合体であるポリ(DL-乳酸)（PDLLA）は非晶性であり，疎水性の度合いがまったく同じであるポリ(L-乳酸)（PLLA）より高い分解性を示す．ラクチド，グリコリドの共重合により得られるポリグラクチン®（PGLA）の生体内での吸収による半減期は，ポリグリコール酸（PGA）や PLLA では数ヵ月であるのに対し，1ヵ月以内であり，共重合組成が1:1のときに最短となる．また，共重合体中に親水性基を導入するとさらに加水分解速度は上昇する．側鎖に親水性の官能基をもつ環状デプシペプチド（アミノ酸とヒドロキシ酸からなる環状化合物）（図4・13）などと共重合させると，結晶性低下に加えて親水性が上昇して水をよび込みやすくなり，分解速度は顕著に速くなる．

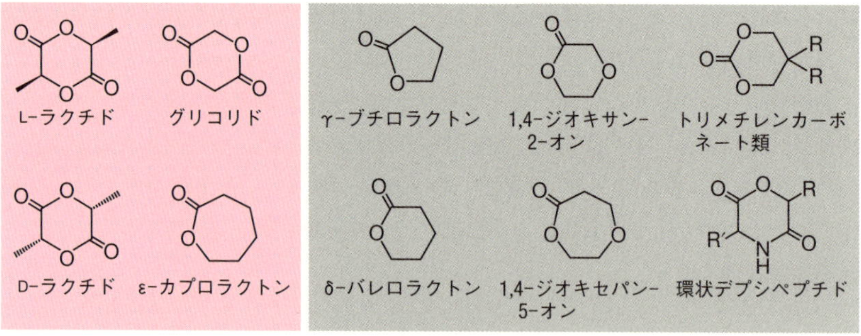

図4・13 脂肪族ポリエステルおよびその共重合体合成に使用される代表的な環状モノマー

上記のような生体分解性高分子の設計では，加水分解を速くする方向の分子構造の改変は，ほぼすべて力学的強度の低下を招くため，加水分解速度と力学的強度を両立させた制御が課題となっている．

4・4・3 生体吸収性無機材料

Mg は生体内での溶解性が高く，少量であれば毒性を生じないため，生体吸収性材料として使用される．古くは骨置換材料として，最近では吸収性ステントとしての開発が行われている．Mg は，以下の反応により体液（水）と反応して溶解する．

$$Mg + 2H_2O \longrightarrow Mg(OH)_2 + H_2$$

Mg の溶解速度は，高純度であるほど低下し，塩化物イオンなどの電解質の存在により上昇する．Mg のヤング率は 45 GPa 程度で，他の一般的な金属バイオマテリアルより劣っているため，力学的強度を高めるために Al や Zn などが配合された合金としても使用される．合金化は吸収性の向上にも効果的である．たとえば，Al 9％，Zn 2％を含む Mg 合金多孔体は体内で 3 ヵ月程度で完全溶解する．

TCP（2・3・1節参照）には α, α', β, γ の 4 つの相があり，吸収性骨補填剤や骨セメントとして使用されているのは，β 相（β-TCP）である．β-TCP は，骨欠損部に埋植されると，皮膜をつくらず周囲の骨と直接接し，表面から次第に骨に置き換えられていく．これは，β-TCP の溶解性が高いことに加えて，細胞による生物学的吸収も寄与しているといわれている．β-TCP 緻密体の圧縮強さおよび曲げ強度は 460～690 MPa および 150～200 MPa であり，ハイドロキシアパタイト（HAp）緻密体と同等である．臨床応用の際には生体吸収性を高めるため多孔体として使用され，自家骨への置換も速くなるとされている．

5

バイオマテリアルの形状

　バイオマテリアルを医療の現場で利用するとき，あるいは，いろいろな装置を使ってバイオマテリアルの基礎物性を測定する際には，粒子・繊維・フィルム・スポンジなどの適切な形状に成形したり，あるいは，実際の骨や臓器の形状に加工する必要がある．高分子，金属，セラミックスは，力学的特質や熱特性，調整方法が大きく異なるので，成形加工技術もさまざまである．

5・1　高分子の成形加工

　スクリューを備えたエクストルーダーで高分子物質を加熱溶融させてノズルから吐出させ，すぐに冷却して繊維にする方法を**溶融紡糸**という（図5・1a）．溶融温度は高分子材料の融点 T_m と熱分解温度のバランスで決まるが，たとえばポリグリコール酸の繊維を作製する場合には，240℃あたりで紡糸できる．その後，低温で延伸すると結晶化が進んで高強度繊維が得られる．高分子溶融液を細長いノズルから押出して冷却すればフィルムに成形できる．また，金型内に溶融液を押出して冷却すれば，目的の形状に成形でき，**射出成形**（injection molding）法とよばれる．高分子物質を溶媒に溶かしてから成形する方法もある．高分子溶液をノズルから押出して即座に熱風により溶媒を気化させると繊維が得られ（**乾式紡糸**），また，高分子溶液を凝固液（先の溶媒と混ざり，高分子物質が溶けない溶媒）中に吐出しても繊維が得られる（**湿式紡糸**，図5・1b）．また，高分子濃厚溶液をシリンジから吐出し，巻取り機との間に高電圧をかけると，吐出された高分子溶液の表面に荷電が生じて非常に細い繊維（ジェット）となり，数 nm からから数 μm 程度の細い繊維が得られる．平らなコレクターで集めれば不織布が，また，細いコレクターに巻

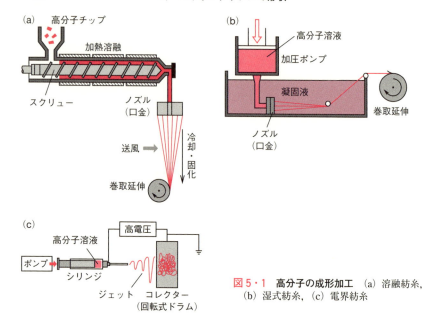

図 5・1 高分子の成形加工 (a) 溶融紡糸，(b) 湿式紡糸，(c) 電界紡糸

取れば不織布チューブが作製できる（**電界紡糸**，図 5・1c）．

そのほかにも，実験室レベルで簡便で実用的な成形加工法はたくさんあり，材料特性の解析時に広く用いられている．高分子溶液をシャーレに入れて乾燥させるだけで望む厚さのフィルムが簡便に作製でき（キャスト法，5・5・1 節参照），溶液を凍結乾燥させると多孔質のスポンジ状に成形できる．また，液中乾燥法により，微粒子を作製することもできる（図 5・21 参照）．

5・2 金属の成形加工

金属の成形加工技術は，金属の優れた加工性や切削性から数多くの手法があり，**切削加工**（cutting work）と**非切削加工**（non-cutting work）に大別される．切削加工としては，施削，穴あけ，中ぐり，フライス削り，平削り，形削り，立削り，ブローチ削りなど多様な方法がある．こうしたさまざまな加工法に対し，**マシニングセンタ**（machining center）は，自動工具交換機能をもち，コンピュータ数値制御（computerized numerical control, CNC）の指令に基づき異種加工を組合わせて自動的に行うことができる．

非切削加工としては，鋳造，塑性加工，溶接，構造組立，粉末焼結，アディティブマニュファクチャリング（5・4節参照）などがあげられる．特に塑性加工法は広く用いられている成形加工技術であり，さらに鍛造加工，圧延加工，押出加工，引抜加工，板材成形加工などに分類される．鍛造加工は型どうしの間で金属材料に圧縮応力を与え，所望の形状とする加工法であり，圧延加工は金属材料を回転するロール間に通すことで塑性加工する成形法（図5・2a），押出加工は高圧で金属材料を流出させ断面積や形状を変化させて長さを伸ばす加工法（図5・2b），引抜加工は金属材料をダイスに通して引張りにより引抜くことでダイス形状と同じ断面積の線，棒，缶などに仕上げる加工法，板材成形加工は板材の成形を行う方法であり，いずれも塑性変形を伴いながら形状変形は進む．

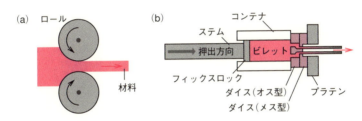

図5・2　金属の非切削加工の一例　(a) 圧延加工，(b) 押出加工

5・3　セラミックスの成形加工

セラミックスの成形加工は材料そのものが脆性的であることから一部の切削性セラミックスを除き，最終製品の形状に近い形に成形した後，**焼結**（sintering）して成形する場合がほとんどである．焼結の前段階での成形法としては，セラミックスを溶媒やバインダーでスラリーとし，押出成形，鋳込，圧縮成形などがある．フィルム上にスラリーを展開してシートをつくるドクターブレード法もある．焼結は融点より低い温度で粒子の表面エネルギーの低下を駆動力とし，粒子どうしを結合させ，同時に気孔を排除して，緻密化が進む過程である．一般に焼結は粒子間で起こる固相焼結と焼成中に生成した液相が介在する液相焼結がある．

図5・3には焼結過程における微細構造の変化を示す．緻密化は焼結の初期段階に緩やかに，中期に急速に，そして後期には再度緩やかになる．焼結は粒子表面での**表面拡散**（surface diffusion），粒子内部での**体積拡散**（bulk diffusion），粒子間

のネック部の粒界での**粒界拡散**（grain boundary diffusion）によって進行し（図5・3），体積収縮を伴う．セラミックスでは最終形状に到達するまでの形状収縮を考慮した，成形加工が必要となる．

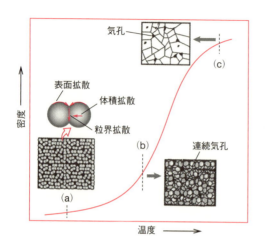

図5・3　セラミックスの焼結過程
(a) 初期焼結, (b) 中期焼結, (c) 後期焼結

5・4　アディティブマニュファクチャリング

アディティブマニュファクチャリング（additive manufacturing, AM；付加製造）というのは，材料を積層・接合して3Dの物体に成形する手法であり，多くの読者が3Dプリンターと認識している技術の正式名である．AMの基本的な作製コンセプトは単純で，小学校の夏休みの宿題で等高線の形に厚紙を切って重ねて立体地図模型をつくった方法と同じである．5・1節で述べた溶融紡糸や湿式紡糸の手法で，ノズルから繊維として回収するのではなく，ノズルの先端を二次元に移動させて物体の断面構造を再現して，だんだんと積み上げれば3D物体が作製できる（図5・4a）．AM技術に期待されている医療応用は，三次元構造を正確に把握するための手術シミュレーションなどのモックアップ（模型）（図5・4b, d）と，人工骨や再生医療スキャホールドのように直接治療に利用する医療機器である．また，粉末材料を薄く敷き詰めて，必要なところだけをレーザーなどで融着して断面構造を再現し徐々に堆積させる手法では，高分子物質だけでなく金属材料も作製でき，直接，骨補強材として使用することも可能である（図5・4c）．また，重合製モノマーを必要な部位だけ光重合させてだんだんと積層する手法は液層光重合AMとよばれ

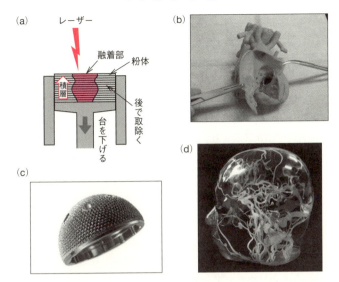

図 5・4　アディティブマニュファクチャリング　(a) AM (3D 積層造形) 装置の模式図，(b) 柔軟なポリウレタン製心臓モデル (写真は国立循環器病研究センター白石公氏提供)，(c) Ti-6Al-4V (64 チタン) 合金製人工股関節部材 (写真は帝人ナカシマメディカル株式会社提供)，(d) 脳血管モデル (写真は八十島プロシード株式会社提供)

る．近年，生きた細胞や組織を 3D 加工する装置が"バイオプリンター"とよばれて注目されているが，実用化にはまだまだ時間と大きな技術革新が必要であろう．

5・5　高分子膜
5・5・1　高分子膜の分類と作製方法

　高分子材料などを二次元状の薄い膜状にしたものがさまざまな場面で利用されている．膜 (membrane) は，物質の分離，透過による物質交換・供給，物理的隔壁などの用途で使用される．膜を用いた限外ろ過や透析，逆浸透法などは，水や生理活性物質などさまざまな物質の分離・精製に広く使用されている．二次元状平膜だけでなく，中が空洞でチューブ状の**中空糸** (hollow fiber) も，その内外での物質の透過を扱う場合には**中空糸膜** (hollow fiber membrane) とよばれている (図 5・6 参照)．たとえば，腎機能が低下した人は高分子中空糸膜を用いた人工透析により，血中の不要物質を除去して生命を維持している．また，コンタクトレンズなど

においても酸素の透過性などが重要であるが、こうした物質透過を扱うのは膜科学の領域である。これらのほか、膜状物を物理的障壁として用いた医用器具としては、創傷被覆材、癒着防止材などがある（7・7節参照）。

物質分離に使用される膜を構造の面から分類すると図5・5のようになる。膜を貫通する孔の存在の有無により、**多孔質膜**（porous membrane）と**非多孔質膜**（non-porous membrane）（あるいは**緻密膜**（dense membrane））に分類される。一般に、分離する物質が比較的大きい場合は多孔質膜が、小さな場合は非多孔質膜が用いられる。また膜をその巨視的な構造から分類すると、**均一膜**（対称膜）（symmetric membrane）、**非対称膜**（asymmetric membrane）、**複合膜**（composite membrane）に分類される。均一膜は同一素材からなり、膜の両側の表面付近および膜内における構造的な違いが無視できる。膜の物質透過速度は一般に膜厚に反比例するので、十分な分離速度を確保するためには、膜厚は十分に薄くする必要があるが、薄くしすぎると構造上弱くなるので、構造を維持する部分と分離能を担う部分（分離層）からなる非対称膜や複合膜が使用される。非対称膜は、一般に表面が緻密膜層あるいは孔径の小さな多孔質膜で、その下に多孔質層からなる構造を同一素材で作製した膜である。表面の緻密膜層が分離機能を、多孔質層は物理的に表面の緻密層を支える支持体としての機能を担っている。複合膜は表面の分離機能を有する薄膜と、その支持体である多孔質膜などからなり、基本的には異なる素材からなる張合わせ膜である。

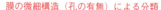
膜の微細構造（孔の有無）による分類

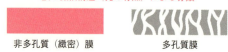
非多孔質（緻密）膜　　多孔質膜

膜の巨視的構造による分類

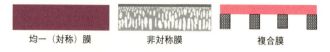
均一（対称）膜　　非対称膜　　複合膜

図5・5　分離膜の構造的分類（断面図）

高分子膜を作製する方法で、最も簡便で特殊な装置を必要としないものは**キャスト**（**溶媒キャスト**）**法**である。高分子溶液を平滑な基盤上に展開し、溶媒を蒸発させて作製する。溶液の粘性や表面張力などにより展開しにくい場合には、板状のも

5・5 高分子膜

ので形を整え,表面を平らにしたり,厚みを均一にしたりする必要がある.このため,薄膜を作製する場合には,スピンコーターという装置を用いて,回転する円板状基盤に高分子溶液を垂らして遠心力により展開する方法がよく用いられる.溶媒を蒸発させるのではなく,貧溶媒を満たした凝固液相に浸漬して固化する方法もあり,多孔質膜はこの方法でつくることができる.溶媒が蒸発する過程で最表面が乾燥固化したタイミングで貧溶媒に浸漬すると膜内部が相分離固化して,表面が緻密膜,内部が多孔質膜の非対称膜となる.工業的に膜を作製する場合には,同様に溶液を膜の形に押出しながら連続的に溶媒蒸発させたり,凝固液相へ浸漬して,ロールに巻取る方法が用いられるほか,溶融させた高分子を押出成形する方法が使用される.中空糸膜は,湿式紡糸の要領で高分子溶液をノズルから押出すときにその中央部分に内部凝固液を通して凝固液相へと送込むことで作製される(図5・6).

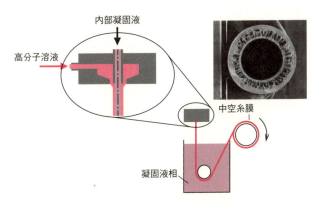

図5・6 中空糸膜の製法と中空糸膜断面の電子顕微鏡写真

5・5・2 分 離 膜

膜を用いた物質の分離は,操作が簡便で加熱を必要とせず,連続的な分離が行えるので,工業的には省エネルギー型の分離・濃縮方法といえる.また,熱に不安定な生体関連物質の分離にも適応でき,装置的にも稼動部が少なく保守が容易で,小型化も容易である.分離する物質の大きさにより図5・7のように種々の分離法(膜)が使用される.分離の駆動力としては,圧力差,濃度差などが用いられ,比較的大きな物質は孔の大きさで,小さな物質は膜への溶解度や膜中での拡散速度の差によって分離される.

膜の物質透過量は膜厚と表面積に大きく依存する.膜が薄ければ薄いほど,ま

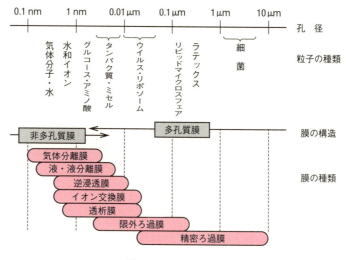

図5・7 分離膜の分類

た，透過面積が大きければ大きいほど透過量が大きくなり，膜の性能（処理能力）が向上する．つまり，優れた分離膜は，物理的な強度を維持しながら，分離層はできるだけ薄く，しかも有効面積が大きいことがポイントとなる．表面の分離層を薄くする方法としては，先に述べた非対称膜や複合膜がある．一方，表面積を大きくする形態としては，中空糸膜が，気体分離や人工透析などに用いられている．

気体の膜透過は，人工肺やコンタクトレンズなど，バイオマテリアル分野でも重要である．気体の膜透過機構においても，膜に孔が存在する場合（多孔質膜）と，

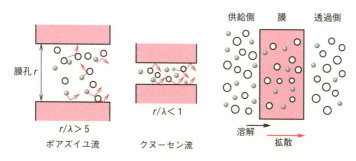

図5・8 気体の膜透過機構

5·5 高分子膜

存在しない場合(非多孔質膜)について分けて考える必要がある(図5·8).多孔質膜における気体の透過機構は,孔の半径 r と気体の平均自由行程 λ との相関によって決まる.$r/\lambda>5$ のときはポアズイユ流が支配的となり気体は分離できないが,$r/\lambda<1$ の場合は,クヌーセン流が支配的となり,分離・濃縮が可能となる.これを利用したものとしてはゼオライト膜が知られている.一方,非多孔質膜における気体分離は,膜への気体の溶解度と膜内の拡散速度の差によって決定される.この例としてはポリジメチルシロキサン(シリコーン)系高分子が知られている.シリコーンは酸素溶解度が高く,さらに分子運動性が大きく酸素の拡散性が高いため,酸素富化膜として利用されている.

溶液系での膜分離方法には,透析膜,精密ろ過膜,限外ろ過膜,逆浸透膜,イオン交換膜などがあり,主として透過種の物理的サイズによる分離が行われる.

透析(dialysis)とは,膜の両側での溶液の濃度差を駆動力とし,溶質間の分離を目的とするもので,膜の両側に特に圧力を加えない方法である.透析は,実験室的には,チューブ状の透析膜内に原液を入れ,多量の水または溶媒(外液)の中に浸し,定期的に外液を交換することによって行われる.連続的な操作を行うには,図5·9の概念図に示すように,膜を隔てて一方に原液を,もう一方に水または溶媒を向流に流すという方法で行われる.人工透析(人工腎臓)では,中空糸膜を束ねたモジュールが使用される(7·2·1節参照).

一方,力学的エネルギーを使用して,溶液から主として溶媒のみを透過させ分離する方法は圧浸透法とよばれ,精密ろ過法,限外ろ過法,逆浸透法などがこれに含

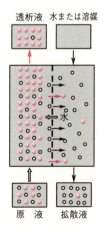

図5·9 透析法の概念図

まれる．精密ろ過法は懸濁物質などを分離する方法で，その膜分離性能は透過物質の粒子径で表現される．限外ろ過法は巨大分子であるタンパク質などの高分子物質の溶液やコロイド溶液を分離する方法で，その膜分離性能は分画分子量で表現される．これらの膜に用いられる高分子材料としては，酢酸セルロースや，ポリイミド，ポリスルホン，ポリエーテルスルホンなどがある．**逆浸透膜**（reverse osmotic membrane）は Na^+ や Cl^- のようなイオンや比較的小さい分子を分離する方法である．逆浸透膜（半透膜）で溶液と純水とを隔てると，水が溶液層に移動し，その溶液の示す浸透圧と水の圧力が等しくなるまで移動し続ける．ここで，溶液層に浸透圧以上に機械的圧力を加えると水だけが逆方向に移動する．逆浸透膜は，海水の淡水化，超純水の製造，排水処理，食品工業などに使用されている．逆浸透膜に用いられる高分子材料としては，酢酸セルロース，芳香族ポリアミド，ポリアクリロニトリル，ポリスルホン，ポリエチレンイミンなどがある．

5・6 高分子の混合
5・6・1 ポリマーブレンドとポリマーアロイ

　異なる高分子材料どうしを複合化することにより，新たな特性をひき出すことができる場合がある．単に高分子と高分子を混ぜ合わせることを**ポリマーブレンド**（polymer blend）といい，共重合体などを用いてより積極的に相構造を制御する試みは**ポリマーアロイ**（polymer alloy）とよばれている．金属分野では金属を混ぜ合わせて合金（アロイ）とする試みは古くから行われており，そこからの発想でポリマーアロイという呼称が生まれた．しかし，構造の異なる高分子は，水と油のように混じり合わず，互いに均一に混ざり合う，すなわち**相溶性**（compatibility）の良い組合わせを見つけだすのは容易ではない．低分子の場合には，化学構造が似通っていればほとんどの組合わせにおいて相溶するが，高分子どうしの場合には，ポリエチレンとポリプロピレンのように化学構造が非常に似通っていても溶け合わないことが多い．高分子を混合するには，高分子の融点以上の温度で溶融して練り合わせる（混練）か，共通溶媒に溶解して混合する方法がよく用いられるが，複合化した効果が発現するためには高分子どうしの相溶性が重要である．

　ポリマーアロイ（ブレンド）を分類すると下記のようになり，相構造の形態（モルホロジー）の観点から大きく分けると，相溶（均一）系，**マクロ相分離**（macrophase separation），**ミクロ相分離**（microphase separation）に大別され，さらに詳細には図5・10のように分類される．

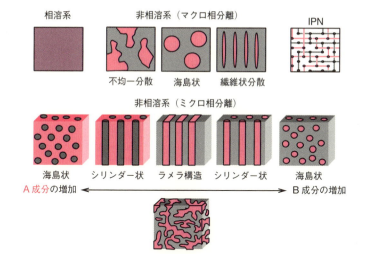

図 5・10　高分子混合系の相構造

1) 相溶系：完全に混ざり合い 1 相となる．
2) 半相溶系：限られた条件（温度など）でのみ 1 相となる．
3) 非相溶系：混ざり合わず 2 相となる．

5・6・2　相　分　離

物質の相溶性を判断する指標としては**溶解度パラメータ**（solubility parameter）が用いられる．溶解度パラメータ δ は，液体のモル蒸発熱を ΔH，モル体積を V として，

$$\delta = \left(\frac{\Delta H}{V}\right)^{1/2} \tag{5・1}$$

で定義され，これは凝集エネルギー（$\Delta H/V$）の 1/2 乗である．2 成分系の各活量は各成分の溶解度パラメータの差に直接依存し，溶解度は両者の溶解度パラメータの差が小さいほど大きくなる．この溶解度パラメータを高分子に当てはめる場合には，溶解度パラメータがすでにわかっている溶媒の値との比較により行う．表 5・1 に代表的な高分子の溶解度パラメータを示す．

温度 T_1 で相溶し，T_2 で相分離する半相溶系の混合があるとする（$T_1<T_2$ のとき lower critical solution temperature（LCST）現象，逆の場合 upper critical solution

表 5・1　各種高分子の溶解度パラメータ

高分子	$\delta\,((\mathrm{J\,cm^{-3}})^{1/2})$	高分子	$\delta\,((\mathrm{J\,cm^{-3}})^{1/2})$
ポリブタジエン	16.5～17.6	ポリメタクリル酸ヘキシル	16.5
ポリクロロプレン	16.5～18.8	ポリ酢酸ビニル	19.1～19.5
ポリイソプレン	16.1～16.6	ポリビニルアルコール	25.7
ポリイソブチレン	15.7～16.3	ポリ塩化ビニル	19.4～19.8
天然ゴム	16.5～16.9	ポリスチレン	17.5～18.6
ポリエチレン	16.1～16.5	ナイロン 66	27.7
ポリプロピレン	18.8～19.2	ポリエチレンテレフタラート	21.8
ポリアクリル酸メチル	20.7～21.2	ポリアクリロニトリル	25.5～26.0
ポリアクリル酸エチル	19.1～19.2	ポリテトラフルオロエチレン	12.6
ポリアクリル酸プロピル	18.4	ポリジメチルシロキサン	14.9～15.5
ポリアクリル酸ブチル	18.0～18.5	セルロース	31.9
ポリメタクリル酸メチル	18.6～19.4	二酢酸セルロース	22.2～23.2
ポリメタクリル酸エチル	18.2～18.6	エポキシ樹脂	22.2
ポリメタクリル酸ブチル	17.7～18.0	ポリウレタン	20.4

"プラスチック・データブック", 工業調査会（1999）より.

temperature（UCST）現象という）．T_1 から T_2 へ急激に温度を変化させると系は急激に相分離を開始する．その際，相分離は連続的に規則正しく進行し，2相が波状に入り組んだ構造となり唐草模様のようになる（図 5・10）．こうした構造を変調構造とよび，このような相分離現象を**スピノーダル分解**（spinodal decomposition）とよんでいる．このような混合系では，両方の相が連続相（1つの高分子相が材料の片側からもう一方の側へ連続して分布している状態）を形成することが多く（これを共連続構造とよぶ），一方の高分子だけを抽出して穴の大きさがそろった細孔構造をつくり出すことも可能である．これを応用した例として，ポリスルホンとポリビニルピロリドン（PVP）の混合物を膜状に成形した後に，適当な溶媒を用いて PVP のみを溶出させ，多孔質膜を作製する手法が知られている．この手法で得られた多孔質膜（中空糸膜）は，実際に血液透析膜として応用されている．

　高分子の大きな特徴の一つは，ランダム，ブロック，グラフトなどさまざまな形態の共重合体を合成でき，バラエティーに富んだ物性が得られる点である（2・7節参照）．互いに非相溶な高分子 A セグメントと高分子 B セグメントからなるブロック，グラフト共重合体は，単なる高分子 A と高分子 B の混合とは異なる相構造を示す．たとえば，高分子 A と高分子 B がマクロ相分離する場合でも，A, B のブロックあるいはグラフト共重合体では A 鎖と B 鎖は別々に凝集しようとするが，共有結合しているため小さな凝集領域（ドメイン）しかつくれないので，ミクロ相分離構造を示すことが多い．ミクロ相分離とマクロ相分離の境界は厳密には規

定されていないが,一般にマイクロメートルオーダー以下のドメインサイズを有するものがミクロ相分離とよばれている.

また,非相溶な高分子Aと高分子Bを混合するとき,A,Bの両セグメントからなるブロックあるいはグラフト共重合体を適当量共存させると,高分子A相と高分子B相のつくる界面に共重合体が位置して界面活性剤として働き,両ポリマー相をつなぐ役割をして各相間の親和性を増大させる.このようにポリマー/ポリマーブレンド系で,高分子を相溶化させたり,相分離形態をマクロ相分離からミクロ相分離へと変えたりする働きをもつ物質は**相溶化剤**(compatibilizer)とよばれる(図5・11).相溶化剤を加えることにより,高分子分散相が安定化し,2相の界面接着力が向上するので,ブレンド材料の耐衝撃性が向上することなどが知られている.

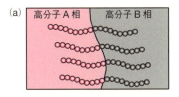 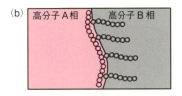

図5・11 ブロック(a)およびグラフト(b)共重合体による界面の安定化

バイオマテリアル領域におけるポリマーアロイの代表例としては,補助人工心臓素材として使用されてきたセグメント化ポリウレタン(SPU)およびセグメント化ポリウレタンウレア(SPUU)や,血液適合性材料として開発されたポリメタクリル酸2-ヒドロキシエチル(PHEMA)-ポリスチレン(PSt)-PHEMAのABA型ブロッ

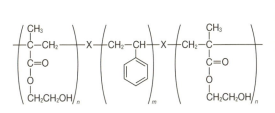 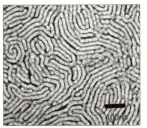

図5・12 PHEMA-PSt-PHEMAのABA型ブロック共重合体の構造式(Xは分子接合部),およびそのラメラ型ミクロ相分離構造　写真はテルモ株式会社提供(スケールは100 nm)

ク共重合体（図5・12）などの例があり，それらのミクロ相分離構造が血液適合性の向上と材料物性（機械的強度）の保持に寄与している（p.128のコラム参照）．

5・6・3 相互侵入網目構造（IPN）

相互侵入網目構造（interpenetrating polymer network，IPN）とは，1つの材料中で異種の高分子鎖がそれぞれ独立にネットワークを形成し，それらが相互に入り組んだ状態をとっているもののことである（図5・10）．IPN（およびIPNゲル）では，単なる混合系やミクロ相分離系とはまた異なる物性が得られる．しかし，実際に各高分子鎖のネットワークが均一にからみ合った形態をとったIPNを作製することは容易ではなく，マクロな相分離は網目のからまりが物理的な障害となって阻害されるものの，ミクロ相分離に近い状態をとる場合が多いとされている．IPNを形成させるには，重合形式の異なる2種のモノマー（例，付加重合するビニルモノマーと，縮合重合系）を同時に重合させて得られる同時網目形成法と，高分子鎖の網目構造中で別のモノマーを重合させる逐次網目形成法がある．

5・7 ゲル
5・7・1 ゲルの定義と作製

ゲル（gel）は「あらゆる溶媒に不溶の三次元網目構造をもつ高分子およびその膨潤体」あるいは「液相と固相が同時に存在している状態」などと定義されており，網目構造を膨潤させている溶媒が，水である場合を**ハイドロゲル**（ヒドロゲル，hydrogel），有機溶媒である場合を**オルガノゲル**（organogel）とよぶ．溶媒に膨潤したゲルは液体と固体の中間的（あるいはその両者とまったく異なる）挙動を示し，基礎科学の分野で盛んに研究されている．ここでは，バイオマテリアルとして重要なハイドロゲルのみを取扱い，以下単にゲルと表記する．

私たちの体を構成している生体組織そのものの多くがゲルである．生体組織には柔らかい部分が多く，それと接触して用いられる材料には柔軟性が要求される．柔らかく，応力をかけると変形し，可逆的に元に戻る．このような性質が要求される場合にゲルは有効である．私たちの周辺においてもゲルを見かけることは非常に多い．たとえば，食品ではコンニャク（マンナン），寒天（アガロース），ゼラチンなどがあげられる．紙オムツや生理用品に利用されている高吸水性高分子も合成高分子のゲルである．

ゲルを構成している架橋が共有結合である場合を**化学ゲル**，非共有結合である場

合を**物理ゲル**とよぶ．ゲルの特性はその化学的構造に強く依存し，架橋構造はゲルの形状を保ち溶媒をそのネットワーク内に保持する働きをする．また，ネットワークを構成する高分子鎖の性質はそのゲルの膨潤・収縮を大きく支配する．親水性鎖からなるゲルは水中で膨潤し，疎水性鎖からなるゲルは水中で収縮する．

ゲルの代表的な架橋構造を模式的に図5・13に示す．共有結合による架橋（化学ゲル）は最も強固であり，合成高分子のゲルの多くはこれに相当する．非共有結合的な架橋生成の例としては，キレート（イオン）結合，水素結合，ヘリックス形成によるファンデルワールス力などがあり，これらは物理ゲルとなる．古くから使用されている天然高分子のゲルの多くはこのようにして生成した物理ゲルである．

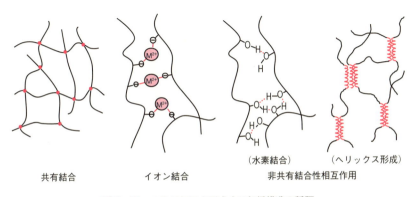

図5・13　三次元網目を形成する架橋構造の種類

化学ゲルを合成する方法には，高分子合成時に二官能または多官能性モノマー（架橋剤，cross-linker）を共存させて網目を形成させる方法と，官能基を有する高分子を化学架橋剤で三次元網目化する方法とがある（図5・14）．高分子合成時に多官能性モノマー架橋剤を共存させて網目を形成させる方法としては，モノマーであるビニル化合物（例：アクリルアミド（AAm））と，多官能性モノマーとして，ジビニル化合物（例：N,N'-メチレンビスアクリルアミド（MBAM））やトリビニル化合物を加えて適当な開始剤を用いて共重合する方法が一般的である．この方法でAAmとMBAMから得られたポリアクリルアミドゲルは電気泳動（10・6・2節参照）の担体などに用いられている．重合方法はラジカル重合が最も一般的である．図5・15(a)にはゲル合成によく使用される架橋剤（ジビニル化合物）の例を示した．水中で重合によりハイドロゲルを作製する場合の重合開始剤としては，水

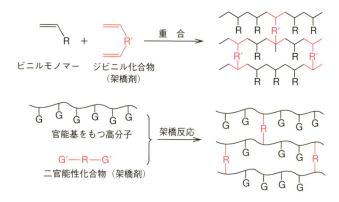

図5・14 化学ゲルの合成方法（R, R′は側鎖，G, G′は反応性官能基を示す）

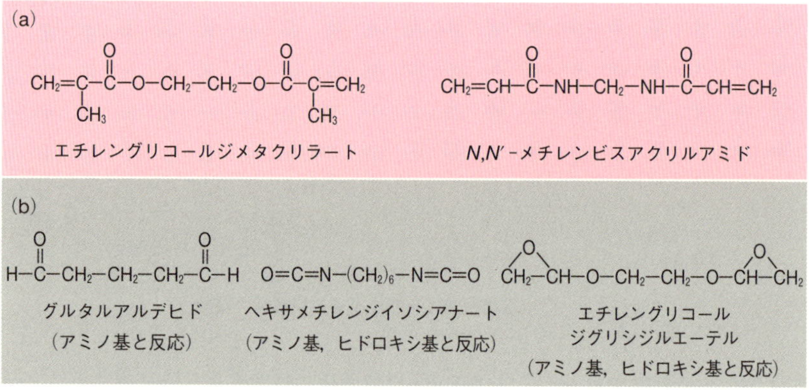

図5・15 化学ゲルの調製に用いられる二官能性モノマー（a）および化学架橋剤（b）の例

溶性過酸化物である過硫酸アンモニウム（APS）や，酸化剤とアミンや Fe^{2+} などの還元剤の組合わせからなるレドックス系開始剤が用いられる．

　ヒドロキシ基やアミノ基などの反応性側鎖をもつ直鎖状あるいは分岐高分子に，二官能性あるいは多官能性の化学架橋剤を反応させ，直接架橋を生起させることによってもゲルを得ることができる．架橋剤としてはグルタルアルデヒドなどの二官能性のアルデヒド，ジカルボン酸，ジイソシアナート，ビスエポキシドなどがよく使用される（図5・15b）．

非共有結合により物理ゲルを形成する代表例として天然の多糖であるアガロースがあり，30℃以下でゲル化し，90℃以上で溶解することが知られている．アガロースの冷却によるゲル形成は，水素結合により高分子鎖が二重らせんを形成し，らせんどうしの凝集が架橋点として働くためである（図5・13参照）．ゼラチン（変性コラーゲン）もこれと類似したポリペプチドの三重らせん形成およびその凝集により，約25℃以下でゲルを形成する．一方，キレート結合によるゲルの代表例は，アルギン酸と多価金属イオンの組合わせがよく知られている．アルギン酸は，β-D-マンヌロン酸ユニットと，α-L-グルロン酸ユニットからなる多糖で，各ユニットに1つのカルボキシ基を有している．このアルギン酸ナトリウム塩の水溶液を塩化カルシウム水溶液中に滴下すると，2価の陽イオンであるカルシウムイオンに対してアルギン酸のカルボキシ基2つ以上が反応して，イオン的に架橋が生起しゲルが得られる．架橋部分のより詳細な構造としては，2本のアルギン酸鎖が屈曲しながら多数のカルシウムイオンを取囲むような構造（egg-box 構造という）をとっていることが知られている．

5・7・2　ゲルの物理化学

高分子ゲルの膨潤収縮は，ゲルのもつ**浸透圧**（osmotic pressure）を用いて説明できる．たとえば，図5・16に示すように，ゲルを液体に浸したとき液体を吸収して膨潤するとき，ゲルは正の浸透圧をもっていると考え，逆にゲルが含んでいる液体を吐き出して収縮する場合は負の浸透圧をもっていると考える．このことは高分子や電解質の溶液が半透膜を介して溶媒と接している状態の浸透圧と対応させて考えれば理解できる．

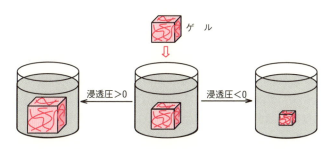

図5・16　ゲルの膨潤・収縮と浸透圧の関係

詳細は省略するが，高分子ゲルの膨潤や収縮挙動は，相図を用いて説明される．液体である水と気体である水蒸気との間の変化など，相の状態が変化することを**相転移**（phase transition）とよび，水の場合，その体積は1700倍も大きく変わり，この変化は可逆的である．高分子ゲルにおいても，水が液体と水蒸気の間を相転移するように，膨潤状態や収縮状態の間を相転移し，水の過冷却状態に対応した準安定状態がある．つまり，水の気化・液化と同様な現象が高分子ゲルにおいても見られ，ある条件を境に，ゲルが大きく膨潤した状態（気体状態に相当）と小さく収縮した状態（液体状態に相当）の間を可逆的・不連続（急激）に行き来し，ゲル体積が著しく変化する現象が観測されることがある．この現象をゲルの体積相転移とよんでいる．観測可能な条件ですべてのゲルが体積相転移を示すわけでなく，むしろハイドロゲルでは水が液体状態である条件（常圧，0〜100℃）で体積相転移はほとんど見られないが，次項に示す温度応答性を示すポリ(N-イソプロピルアクリルアミド)（PNIPAAm）からなるゲルなどでは観測可能である．

5・8 高分子溶液の温度応答性

外部環境（温度，pH，光，特定分子の濃度，電場など）に応答して高分子（およびその溶液）が，物性（体積，堅さ，形，光の吸収，電気的性質など）を変化させる場合，その高分子を**スマートポリマー**（smart polymer）とよぶことがある．スマートポリマーはドラッグデリバリーシステム（DDS）などのバイオマテリアルとして盛んに研究されている．以下では，代表例として，温度応答性高分子の水溶液について説明する．

高分子溶液は，分子量の大きな高分子と，低分子溶媒の混合系であるので，低分子どうしの混合系とは異なる相挙動を示す．一般に低分子混合系の相図は，図5・17(a)のように，両成分に対して対称性を示すことが多いが，高分子溶液では図5・17(b)のように非対称となる．低分子の場合には高温になるほど溶解度が高くなるのが一般的であるが，高分子の場合には，低分子と同様に高温で溶解し1相になる高温溶解型以外に，低温で溶解し（1相），高温では不溶（2相）となる低温溶解型が存在する．高温溶解型のこれ以上の温度ではどのような組成でも完全に溶解する下限温度がUCSTであり，低温溶解型のこれ以下の温度ではどのような組成でも完全に溶解する上限温度がLCSTである（5・6・2節参照）．組合わせによっては，UCSTとLCSTの両方が観測されることがある（共存型）．

一般に温度応答性高分子とよばれているものの多くは，水を溶媒として，比較的

5・8 高分子溶液の温度応答性

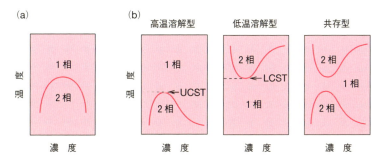

図 5・17 低分子量物質混合系 (a) と高分子溶液系 (b) の相図

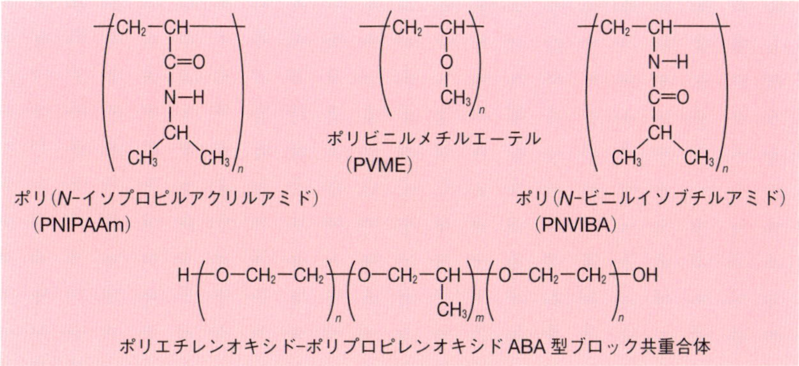

図 5・18 温度応答性高分子

低い濃度領域から，LCST が水の沸点と融点の間 (0～100 ℃) に観測されるもののことである．温度応答性高分子として知られている例を図 5・18 に示した．低温ではこれらの高分子鎖は親水性で溶媒和しているが，高温になると脱水和して溶解しなくなり，沈殿を生成する．たとえば，ポリ(N-イソプロピルアクリルアミド) (PNIPAAm) は 32 ℃ 付近に LCST を示す．低温で PNIPAAm を水に溶解すると，均一で透明な溶液が得られるが，この温度を徐々に上げていくと，32 ℃ 付近で急激に濁り始め沈殿を生じる．この変化はきわめて狭い温度範囲で起こり，溶液の光透過度と温度の関係を示すと図 5・19 のようになる．この溶解・不溶の相転移は，高分子鎖の温度上昇に伴う脱水和現象に基づくものである．このような温度応答性高分子を架橋してゲルを作製することによって，転移温度を境に急激に膨潤・収縮

するゲルが調製できる．架橋 PNIPAAm からなるゲルは，低温で膨潤し，LCST ま
で加温すると急激に収縮する．また，PNIPAAm を固定した細胞培養皿を用いて細
胞シートを作製することもできる（9章のコラム参照）．

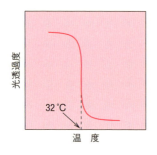

図 5・19　ポリ(N-イソプロピルアクリル
アミド)水溶液の温度と光透過度との関係

5・9　高分子微粒子
5・9・1　高分子マイクロスフェア

　粒径がマイクロメートルオーダーあるいはそれ以下のスケールの微粒子は，その
物理的な小ささや表面積，凝集・沈降現象などを観測しやすいなどの理由から，工
業的に種々の分野で利用されている．バイオマテリアルにおいても，診断やドラッ
グデリバリーなどの用途で頻繁に微粒子が用いられている（8章参照）．ここでは，
主要な高分子微粒子の分類とその作製方法について述べる．

　一般に，マイクロメートルオーダーの粒子径をもち，中身がつまった固体状の球
形微粒子を**マイクロスフェア**（ミクロスフェア，microsphere）とよぶ（粒子径が
ナノメートルスケールの場合には**ナノスフェア**（nanosphere）とよばれることも
ある）．これに対し，中身が空の微粒子は一般に**マイクロカプセル**（microcapsule）
とよばれている．

　マイクロスフェアの作製方法は大別すると2種類ある．1つはモノマーの**乳化重
合**（emulsion polymerization）により直接マイクロスフェア状の高分子を合成する
方法あり，もう一方は，すでにできあがった高分子材料をマイクロスフェア状に成
形する方法である．

5・9・2　重合によるマイクロスフェアの作製

　乳化重合によるマイクロスフェアの作製は図5・20に示すような反応系で行われ
る．スチレン（St）のような疎水性モノマーを乳化剤（界面活性剤）水溶液に加え

ると,モノマーの大部分は油滴として水相に分散するか,乳化剤の集合体であるミセルの中に存在するが,ごく少量のモノマーは水に溶解した状態で存在している.この系に水溶性のラジカル重合開始剤を加えて重合を開始させると,水相で生じたラジカルは水に溶解しているモノマーをラジカル化した後にミセル内に入り,連鎖

先端研究　インジェクタブルポリマー

　本文中で紹介したPNIPAAmなどの温度応答性高分子は,温度を上げると水に溶けなくなる.一方,温度を上げると溶液全体がゲル化する"温度応答型ゾル-ゲル転移"を示す高分子も知られており,これらのうち室温と体温の間に相転移温度をもつものは,注射で簡単に体内に投与でき,その場でゲルを形成することから,**インジェクタブルポリマー**(IP)あるいは**インジェクタブルゲル**とよばれている(図1).特に,脂肪族ポリエステルとポリエチレンオキシドとのABAトリブロック共重合体のように生体吸収性を有するIPは,体内注入後に取出す必要がなく医療への応用が期待されている.IP水溶液に親水性薬物(タンパク質など)を溶かして注射すると,ゲルを形成してその場に留まり,ゲルからの拡散や分解によって薬物を徐放し,薬物徐放型DDSとして利用可能である.IPによる投与は,注射器の針孔のみの侵襲で,投与回数を少なくできるため患者のQOL (quality of life) の向上に加えて,体内薬物濃度を長時間保つことによる治療効果の増大も期待できる.近年では,腹部に開けた比較的小さな開口部を通して内視鏡(腹腔鏡)下で手術し,患者の負担と侵襲度を下げ,QOL向上と早期の社会復帰を目指す治療が普及しつつある.IPは内視鏡やカテーテルと組合わせることにより,癒着防止材,止血剤などの医療用材料として利用可能であると期待されている.

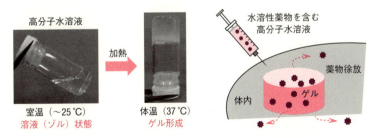

図1　インジェクタブルポリマーとそれを用いた薬物徐放

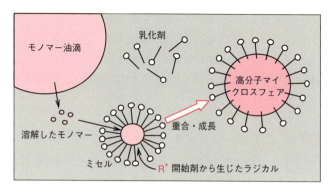

図 5・20　乳化重合法による高分子マイクロスフェア作製

反応によりミセル中のモノマーが重合する．重合が進行しているミセルには水相を経由して油滴からモノマーが次々と供給され，重合が終了しマイクロスフェアとなる．最終的にはミセルより 2 オーダーほど大きく，モノマー油滴より 2 オーダーほど小さいサブミクロンサイズのマイクロスフェアが得られる．得られたマイクロスフェアはそのままでは表面は乳化剤に覆われている．このような乳化剤の存在は，微粒子表面と生体成分との相互作用に大きく影響するので，バイオマテリアルとしての利用に際しては，これを取除くなどの処置が必要である．しかし，この操作はさほど容易ではない．乳化剤をまったく含まないマイクロスフェアが必要な場合には，ソープフリー乳化重合が用いられる．ソープフリー乳化重合は，乳化重合系から乳化剤を除いた処方で行う重合で，系の汚染がなくかつ粒子系のそろったマイクロスフェアが得られやすいという特徴があるが，これが可能なモノマーの組合わせである必要がある．多くの場合，St などの疎水性モノマーと親水性モノマーの共重合で行われ，親水性モノマーユニットは生成するマイクロスフェア表面に局在し，マイクロスフェアに分散安定性を与える．親水性モノマーとしては，メタクリル酸，メタクリル酸 2-ヒドロキシエチル（HEMA），アクリルアミド（AAm）などがよく使用される．

5・9・3　エマルション法によるマイクロスフェアの作製

すでにできあがった高分子をマイクロスフェア状に成形するには，**エマルション**（emulsion）-**液中乾燥法**（solvent evaporation）（図 5・21）などが用いられる．この方法では，内部に脂溶性の薬剤などを封入したマイクロスフェアを得ることがで

5・9 高分子微粒子

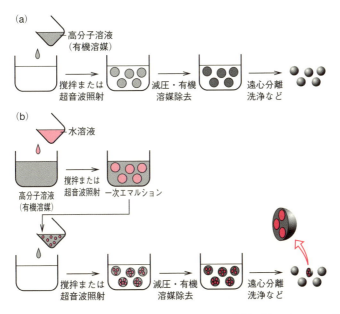

図5・21 エマルション-液中乾燥によるマイクロスフェア作製 (a) O/Wエマルション, (b) W/O/Wエマルション

き，ドラッグデリバリー材料などに応用されている．液中乾燥法は，水と混和しない低沸点の有機溶媒（塩化メチレンなど）に溶かした高分子の濃厚溶液を水に滴下し，激しい撹拌や超音波照射によってオイル・イン・ウォーター（O/W）型エマルションを形成させた後，減圧や過熱などの操作により，エマルションから有機溶媒を取除く方法である．エマルションを安定化させるためにポリビニルアルコール（PVA）などの分散安定剤（界面活性剤）を水相に加えておく必要がある．粒子系の調節は分散安定剤の添加量，撹拌速度や超音波照射の強さによりある程度可能である．この方法では，有機溶媒に溶解する物質を最初の高分子溶液に加えておくと，その物質を内包したマイクロスフェアが得られる．タンパク質やペプチドなどの水溶性物質を内包したマイクロスフェアを得るためには，ウォーター・イン・オイル・イン・ウォーター（W/O/W）二重エマルションによる液中乾燥法が用いられる．この手法では，内包させたい水溶性物質を少量の水に溶解させたものを，それより多量の有機溶媒に懸濁させ，撹拌あるいは超音波照射により一次エマルション（W/O）を形成させた後，この一次エマルションをさらに大量の水に加えて二重構造の

エマルション（W/O/W エマルション）を形成させ，液中乾燥法によりマイクロスフェアを得る．

5・9・4 自己組織化による微粒子

一般に，親水性部分と疎水性部分からなる化合物を両親媒性化合物とよぶ．これまでに述べてきた微粒子作製法は，主として水-有機溶媒の 2 相分離を利用して半強制的に高分子を微粒子の形に成形したものであるが，近年では，両親媒性高分子の自己集合により，微粒子を形成する方法が開発され，ナノメートルスケールの非常に粒子系の小さな微粒子（ナノ粒子）を作製する方法として注目されている（図 5・22）．

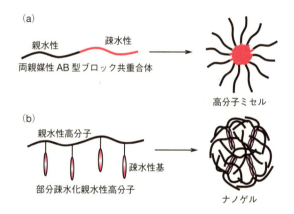

図 5・22　**自己組織化によるナノ粒子生成**　(a) 高分子ミセル，(b) ナノゲル

疎水性セグメントと親水性セグメントからなる AB 型のブロック共重合体は，水中で疎水性セグメントが溶解せず凝集しようとし，親水性セグメントが溶解し分散しようとするため，これらの兼ね合いにより，疎水性セグメントの凝集体を内核（コア）とし親水性セグメントを外殻（シェル）としたコア-シェル型の微粒子を自己集合的に形成する．こうした微粒子は，**高分子ミセル**（polymeric micelle）とよばれている．高分子ミセルを作製するには，両親媒性 AB 型ブロック共重合体を AB 両セグメントが溶解する溶媒に溶かしたものを，透析膜などを使って水に対して透析し溶媒置換する手法や，AB 型ブロック共重合体を懸濁させた水溶液を超音波照射することなどにより得られる．こうして得られた高分子ミセルは，数十 nm

の粒子系をもち，水に対する分散安定性がきわめて高いなどの特徴を有している．高分子ミセルの粒子系は，親水性・疎水性の各セグメントの長さによりある程度調節が可能である．親水性セグメントとしてはバイオイナート（6・1節参照）な性格の強いポリエチレンオキシド（PEO）がよく用いられ，薬物キャリヤなどとしての応用が検討されている．

　一方，親水性高分子に部分的に疎水性基を導入したものも同様に水中で自己会合してナノメートルスケールの微粒子を形成する．親水性高分子として多糖類であるプルランに疎水基としてコレステロール基を結合した例が知られており，数分子のコレステロール修飾プルランが会合し，数個のコレステロール基が集合した核を複数個有する多核の微粒子が形成される．この場合には，粒子内部には多量の水が含まれており，ナノメートルスケールのゲルということで**ナノゲル**（nanogel）とよばれている．

6

生 体 応 答

　生体は，物質やある事象に対してさまざまな応答をする．ケガをすると，痛みを感じ，出血して，腫れたり，赤くなったりし，そのうち治癒する．細菌が入り込むと膿が出たり，物質によってはアレルギー反応も生じる．また，ポリエチレンのように生物学的には特異性がない合成物質に対してもさまざまな炎症反応が起こる．

　バイオマテリアルに対する生体応答を考える際には，"血液接触材料"と"血液非接触材料"を明確に区別する必要がある．**血液接触材料**では，主にタンパク質吸着と血小板粘着，血栓形成を注意深く考慮することが重要である．たとえば人工血管に抗血栓性（血栓が形成しにくい性質）が必須というのは誤解である．PET 繊維製の人工血管（7・1・2 節参照）は，化学的性質およびその形状から，血栓形成を強く誘導する性質があり，偽内膜を形成させることで長期の開存が可能となる．人工肺や人工透析膜の抗血栓性も十分ではないが，人工機械弁やワルファリンやヘパリン（1・5 節参照）の併用で実用可能となっている．

　一方，**血液非接触材料**では，炎症反応，組織反応，新生血管誘導，組織接着などに注目する必要がある．小さな微粒子が組織内に存在すると，マクロファージがその粒子を取込んで（貪食して）処理しようとする．その結果，炎症が誘発されるが，非分解性の微粒子は処理できないため刺激も継続する．もっと大きな材料が生体内に埋入された場合，材料の周辺に炎症系細胞が集まり，線維性タンパク質で包み隠そうとしたり，組織を修復しようとする．これらの複雑な生体応答は，急性反応と慢性反応，また局所反応と全身反応に分類して考える必要がある（表 6・1）．

表6・1 バイオマテリアルに対するさまざまな生体応答

	局所反応	全身反応
急性反応	炎症反応*‡§ 血栓形成・血液凝固*† 血小板凝集*† 補体活性化*† 貪食*‡ 組織壊死* 肉芽形成* ダウングロース*	溶血反応 発熱 即時型アレルギー‡ 毒性 アナフィラキシーショック‡ 補体活性化の影響*†‡
慢性反応	慢性炎症*‡§ 偽内膜形成*§ 発がん カプセル化* 石灰化* 組織肥厚/組織吸収*§ 肉芽形成/組織再生*§	遅延型アレルギー‡ 組織壊死（毒性） 臓器障害（毒性） 催奇形性

†：血液にかかわる生体応答，‡：免疫にかかわる生体応答，
＊：材料に対する生体応答，§：組織再生にかかわる生体応答

6・1 生体適合性

医療機器の必要要件の一つである**生体適合性**（biocompatibility）という用語は広く用いられているが，非常に曖昧で厄介な言葉である．狭義には，非毒性・非刺激性・非免疫原性のような，高い安全性やバイオイナート性を示す用語であった．しかし，たとえば人工血管では生体血管と接合することが，人工骨では生体の骨組織と接合することが必要なので，この場合，組織に積極的に働きかける材料，すなわち，バイオイナート性の反対のバイオアクティブ性が「適合性」となる．このように，広義の生体適合性とは，組織接着性や細胞接着性なども意味して，結局のところ，"適材適所，生体材料として望ましい性質すべて"をさすことになるので，タンパク質非接着性，タンパク質高接着性，非免疫原性，硬組織接着性など，明確な内容と方向性を示した用語の使用を推奨する．

6・2 血液接触材料

血液（blood）は身体のすみずみまで血管を通っていきわたり，組織に酸素や栄養を供給し，二酸化炭素や代謝産物を回収するとともに，外部からの細菌やウイルスの侵入に対して身体を守る役割も果たしている．血液の量はおよそ体重の1/13程度であり，一般に成人では4〜6Lである．血液は心臓を中心として構成される

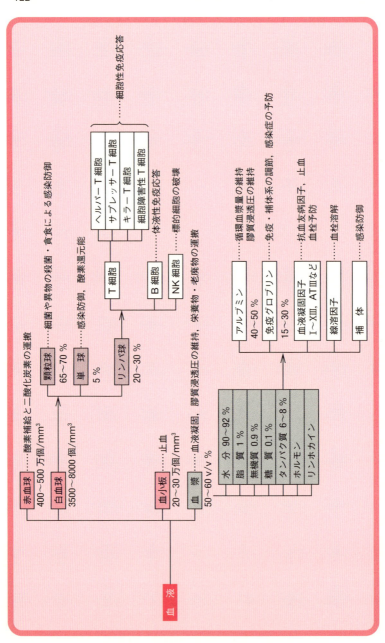

図6・1 血液の成分

循環器系器官により体内を循環している．血液は血球と血漿からなり，図6・1に示すようなさまざまな成分を含んでいる．血液を凝固させて遠心分離したときに得られる上澄みは血清とよばれ，血漿と違って，血液凝固因子がほとんど含まれない．

血液接触材料は，接触後に急速に起こる材料表面へのタンパク質吸着現象（4・3・4節参照），血小板との相互作用，そして血栓形成反応を，緻密に制御する必要があり，血液との接触時間で分類される．一時的接触材料とは血液との接触が24時間以内のものであり，血液透析膜，人工肺ガス交換膜・血漿交換膜，血液浄化用吸着剤，血液回路などが含まれる．1日から30日間血液と接触する持続的血液透析（CHD），持続的血液ろ過（CHF）の場合は短・中期的接触材料とされる．30日以上血液と接触する材料には，中心静脈栄養法（IVH），大動脈バルーンポンピング（IABP），左心室補助装置（LVAD），人工心臓弁，人工血管，ステントなどがある（7章参照）．

6・2・1 血液凝固

生体中の血管または心臓などにできる血液の固まりを**血栓**（thrombus）といい，一連の**血液凝固反応**（blood coagulation）により形成される．血液凝固は，プロトロンビン時間（PT），国際標準化プロトロンビン時間（PT-INR），活性化部分トロンボプラスチン時間（APTT），活性化凝固時間（ACT）などの数値で表され，患者の血液凝固能力の指標としてのみならず，血液接触材料の抗血栓性の指標としても利用される．図6・2に典型的な血栓の写真を示す．血栓形成には，血管壁の形態の変化（内皮細胞の損傷，剥離など），血流の変化（血流の遅滞，停止，渦流など），

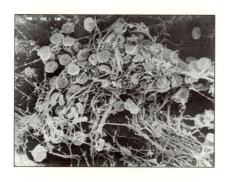

図6・2　典型的な血栓の電子顕微鏡写真

血球成分の変化(凝固因子の活性化,血小板の異常など)が関与するといわれてきた.血栓には血中のすべての成分が含まれるが,その性状・形成機序から赤色血栓(凝固血栓),白色血栓(分離血栓),それらの混在する混合血栓,およびフィブリン血栓に分けられる.

血液凝固反応は多段階反応である.図6・3に血液が異物である材料に接触した際の血液凝固反応の概略を示す."一次血栓"は,血小板が関与する非常に早い止血である.材料上に吸着したvWF(フォンビルブランド因子)を血小板表面の糖タンパク質受容体であるグリコプロテインIb(GPIb)が認識して粘着する.血小板が活性化し,表面にGPIIb/IIIaが出現して,フィブリノーゲンやvWFを介して血小板が凝集する.さらに,血小板からはさまざまな因子を含んだ濃染顆粒やα顆粒が放出され血小板の二次凝集を進める.これらの顆粒には,血小板を活性化するセロトニン,フィブロネクチン,vWF,血液凝固第V因子,抗凝固抑制作用を有する血小板第IV因子などが含まれており,以下の血液凝固系に大きく関与している.

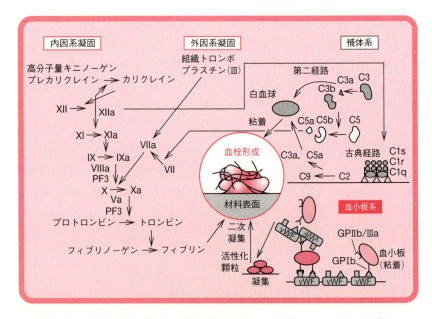

図6・3 血液が材料に接触した際の血液凝固反応　補体系については6・6節参照

6・2 血液接触材料

一次血栓に続く"二次血栓"は，血中に存在する血液凝固因子が複雑なカスケードによってひき起こす血液凝固である（図 6・3）．凝固因子の活性化によるフィブリンの生成反応は組織が損傷を受けた場合に第Ⅲ因子，第Ⅶ因子から始まる外因系と，体内での異常状態，すなわち炎症性の変化が起こった場合に第Ⅻ因子から始まる内因系の 2 つのプロセスから構成されている．2 つのカスケードは血液凝固第 X 因子を第 Xa 因子に活性化する反応に合流し，第 Xa 因子がプロトロンビンをトロンビンに活性化し，生成したトロンビンが，フィブリノーゲンをフィブリンに変換する．これらの一連の反応はタンパク質の限定分解であり，第 Xa 因子も，トロンビンも，セリンプロテアーゼである．生成したフィブリンは自己凝集力を獲得して重合フィブリンとなり，その後，架橋フィブリンになって血栓を形成する．

6・2・2 血栓形成阻止の戦略

抗血栓性材料の基本概念を表 6・2 に示す．生体成分を取巻く環境は水であり，バイオマテリアルの生体適合性を判断する際には，必ず水を媒体としなければならない．水は分子量がわずか 18 しかないにもかかわらず，沸点が 100℃ ときわめて

表 6・2　抗血栓性材料の基本概念と代表的ポリマー

材料の種類	基本概念	代表的なポリマー
ポリマー	疎水性表面	ポリテトラフルオロエチレン（PTFE）
	親水性表面	ポリメタクリル酸 2-ヒドロキシエチル ポリビニルアルコール ポリビニルピロリドン修飾材料
	双性イオン表面	2-メタクリロイルオキシエチル 　ホスホリルコリン（MPC）ポリマー
	ミクロドメイン構造	親水-疎水，結晶-非晶などの共重合体， セグメント化ポリウレタン
	高含水率"溶解鎖"表面	ポリエチレンオキシド修飾材料 水溶性ポリマーグラフト材料
	偽内膜形成表面	延伸ポリテトラフルオロエチレン（ePTFE） PET 繊維の編組み材料（人工血管） 多孔性ポリウレタン材料
生理活性物質	生理活性分子固定化 　ヘパリン 　ウロキナーゼ 　トロンボモジュリン	セグメント化ポリウレタン，セルロース
	抗活性酸素剤で修飾	セグメント化ポリウレタン，セルロース

高い．水分子は互いに強く水素結合する性質を有するためである．安定な水分子（バルク水，自由水）は，1分子が周囲の4分子の水と水素結合し，クラスター（分子の塊）として存在する．このクラスターは 10^{-12} 秒程度の速さで，生成と消滅を繰返しているといわれている．一方，材料表面に対しても水分子は相互作用し，ときには強く結合した構造となる（図6・4）．これは"結合水（不凍水，束縛水）"とよばれ，水になじまない材料と，水媒体との橋渡しのような役目を担っている．結合水の分子運動性は大きく抑制され，バルク水に比較すると 100,000 分の 1 程度である．材料が血液に接触した際に，まず血液中の水分子が表面に接触し，次いでイオン，タンパク質などが接触する（図4・9参照）．この際にタンパク質が材料表面に吸着することになり，構造変化を伴い，最終的な反応である細胞の接着につながる．

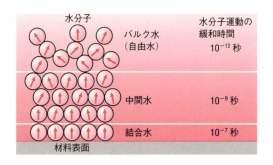

図 6・4　材料表面での水の状態

　生体を構成する分子の 70% が水であること，血液の成分は水を主としていることなどから，水になじみやすい表面や，逆に水をはじく性質をもつ表面が血栓形成を阻止できると考えられた．確かに，表面に水の膜を安定につくりだすことができれば，界面がなくなり，タンパク質の吸着は起こらないであろう．ポリアクリルアミドやポリ(*N*-ビニルピロリドン)，あるいは，ポリエチレンオキシド (PEO) を表面にグラフトすると，その表面はタンパク質の吸着を一時的に低減する．水溶性高分子鎖の排除体積効果やミクロな運動がタンパク質の接近を妨げるためである（図6・5）．しかしながら，接触した血小板に対する反応は激しく起こり，グラフトした高分子鎖の密度が増加し，グラフト層中の含水率の増加に伴い血小板の破壊される数が増加することが認められている．ペギレーション (PEGylation) という

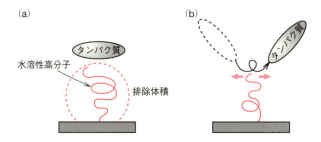

図 6・5　グラフト化した水溶性高分子によるタンパク質吸着の抑制
(a) 排除体積効果，(b) ミクロな運動

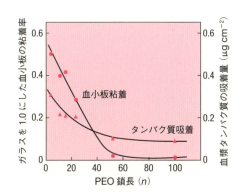

図 6・6　血小板粘着および血漿タンパク質の吸着に与える PEO 鎖長の影響　高分子学会 編，"生体適合性ポリマー"，p.78，共立出版（1988）より一部改変

単語ができるほど多くの研究が進んできている PEO 鎖のグラフト化であるが，PEO 鎖が短い場合，血小板の粘着および血漿タンパク質や補体系タンパク質の吸着，活性化を促進する（図 6・6）．PEO は水溶性高分子であるにもかかわらず，ベンゼンなどの無極性溶媒にも溶解する両親媒性という特殊な性質をもっている．この性質は，界面活性作用をもつことになり，脂溶性のあるタンパク質の吸着，活性化の要因となっている．一方，衣料品や車の汚れ防止には撥水性が有用であり，シリコーンオイルやフッ素系化合物で表面がコーティングされる．このため，シリコーンゴムやポリテトラフルオロエチレン（テフロン）は良好な抗血栓性と期待された時代もある．しかしながら，親水性表面や疎水性表面のような物理化学的な観点から分子設計された高分子材料が抗血栓性の獲得に成功したとはいえない．短い

時間の血栓形成の抑制には有効であるものの,タンパク質の吸着さらには吸着したタンパク質の構造変化を完全に阻止することはできない.また,親水性に優れるPHEMAやPVAなどは,ヒドロキシ基を有することから補体系を強く活性化することも問題とされている.親水性に優れ,荷電性でなく,ヒドロキシ基もない高分子として,双性イオン型のベタイン構造が提案されている.特に,リン脂質極性基(ホスホリルコリン基)をもつMPCポリマーは高い抗血栓性を有することから,

---

基礎知識 **ミクロ相分離構造による抗血栓性**

一般的に,異なるポリマーは混ざり合わないので相分離する(5・6節参照).相分離するポリマーを結合してブロックあるいはグラフトポリマーとすると,相分離が制限されて小さな相分離ドメインすなわち**ミクロドメイン構造**(micro-domain structure)となる.人工心臓に利用されるセグメント化ポリウレタン(SPU)のようにハードセグメントとソフトセグメントを結合したブロックポリマーは,このミクロドメイン構造を有しており,その因果関係が注目された(図1).これを契機に,親水-疎水型,結晶-非晶あるいは荷電状態などの特性の異なる表面をもつ材料がつくられている.なかでも親水-疎水型のミクロドメイン構造をもつポリメタクリル酸2-ヒドロキシエチル(PHEMA)とポリスチレン(PSt)とのブロック共重合体(図5・12参照)は小口径人工血管の抗血栓化にも有効であると報告された.これは血漿タンパク質であるアルブミンが表面に吸着して組織化する結果,接触する細胞の膜タンパク質の分布状態を安定化するためと考えられている(図2).

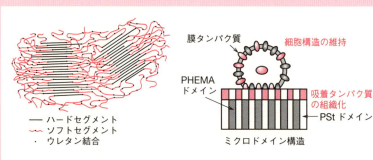

図1 セグメント化ポリウレタンのミクロドメイン構造の模式図

図2 親水-疎水型ミクロドメイン構造を有する表面での生体適合性の発現機構

広く実用化されている（2・8・12節参照）．

6・3 炎症反応

表6・1に示したように，生体材料に対する生体応答はさまざまである．**炎症**（inflammation）とは，病原体の侵入などの生物学的刺激のほか，物理学的刺激や化学的刺激によって細胞や組織が傷ついたときに，これを取除いて修復しようとする生体の反応である．特に，病原体に対しては特異的な免疫応答として私たちの生命を強力に防御している．さらに，組織再生医療が注目され，炎症を伴う創傷治癒過程が組織再生に重要であると指摘されている．

炎症は，発赤・発熱・疼痛・腫脹を4つの兆候とする生体反応であり，急性炎症と慢性炎症に分類される．組織が傷害されると細胞や血小板からヒスタミンやロイコトリエンなどが放出され，血管壁の透過性が亢進し，血管外に血漿が滲出し，炎症細胞が浸潤する（図6・7）．急性反応には，線維素，赤血球，白血球，次いでマクロファージの滲出がある．時間が経過すると，リンパ球，形質細胞，マクロファージが増え，同時に，毛細血管網が構築され，組織修復の中心になる線維芽細胞の活動が活発となり，線維形成が進行する．長期間体内に埋入されるバイオマテリアルは，この線維性組織によって覆われることで生体から隔離され（カプセル化），さらには無機物の沈着により石灰化する．これらの反応は人工血管や人工乳房などにおいて大きな問題となる．これらの組織反応の強さは，細胞の反応と活動性反応層，線維形成層の厚さから判断することができる．図6・8に組織反応を模

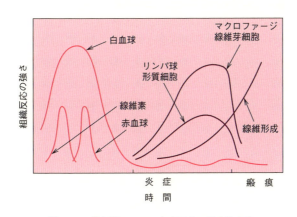

図6・7　軟組織における炎症反応の経時的変化

式的に示す．元どおりの組織に修復できずに，肉芽組織や瘢痕組織とよばれる繊維性組織が形成されることも多い．近年，この炎症における修復過程が組織再生医療においても重要かつ有用なステップとして大いに注目されている．

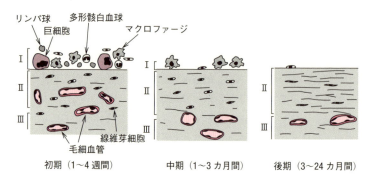

図6・8　組織反応の模式図　Ⅰ：活動性反応層，Ⅱ：線維化層，Ⅲ：周囲組織

6・4　硬組織反応と硬組織代替材料

　硬組織は3つの骨系細胞（1・8・8節参照）により制御される．異物反応が起こった場合には血液系幹細胞の分化によりマクロファージが現れ，異物を貪食する．図6・9には骨系細胞の相互作用と骨再構築（リモデリング）における休止相，活性化相，骨吸収相，逆転相，骨形成相による骨再構築を示す．骨再構築の周期にマッチしたバイオマテリアルの設計・開発が重要である．

　硬組織代替用材料は，整形外科と歯科で使われる材料である．硬組織が疾患によって失われたとき，自家骨を移植する場合もあるが，多くの場合人工材料で代替補填せざるを得ない．人工骨としては，関節，特に身体を動かすときに大切な股関節，膝関節の機能を代替するものが中心である．骨は代謝機能に加え，荷重支持のための構造材料としてとらえられており，従来から耐食性に優れた金属材料が使われ，近年ではリン酸カルシウム系のセラミックスが台頭してきた．したがって，ポリマー材料では頭蓋骨のように荷重のあまり加わらない部分には形態を保つために成形加工性に優れたPMMAが，指関節，人工中耳，人工鼻のように形態を再建するためにはシリコーンゴムが使われる（表6・3）．

　硬組織の機能のうち最も重要なものは，力を支え運動を伝えるという運動器としての機能である．したがって，固定・代替材料とも，まず強度特性に優れ，スムー

6・4 硬組織反応と硬組織代替材料

ズな運動性を保持するものでなければならない．材料の弾性率が大きすぎたり，伸びが小さすぎると，応力集中により骨接合部や関節部に予期せぬ破壊が生じやすい．硬組織代替材料は半永久的に埋入されるものが多く，一時的な補修をする際にも再生に要する期間が長くなる．したがって，材料は耐疲労性に優れ，長期にわ

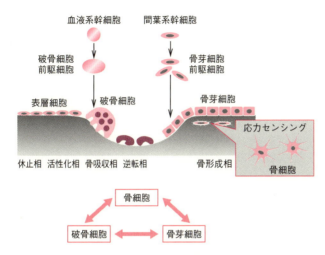

図6・9　硬組織における骨系細胞分化と相互作用

表6・3　生体硬組織と硬組織代替材料の特性

生体硬組織および硬組織代替材料		引張り強度 (MPa)	縦弾性率 (GPa)	圧縮強度 (MPa)	曲げ強度 (MPa)	特徴	適用
骨歯	皮質骨	70	～30	140	150	高強度，高靱性	生体硬組織
	象牙質	53	19	300	3～13	高強度，高靱性	生体硬組織
	エナメル質	11	84	390	12～18	高強度，高耐食性	生体硬組織
セラミックス	HAp焼結体	115	90	520	130	成形性不良	人工歯根
	TCP（緻密体）	—	33～89	460～690	140～180	靱性低い	人工弁
	バイオアクティブガラス	42	35		38	生体親和性非常に良好	人工腱
	α-アルミナ	270	350	2200	300	生体親和性良好	人工骨
	カーボン（焼結）	200	12	800	170	生体親和性良好	人工関節
金属	SUS 316L（ステンレス鋼）	500	200	—	—	成形性良好	骨折固定材
	F75 (Co-Cr合金)	655～900	210	—	—	生体親和性低い	人工関節
	チタン合金	406	110	—	—	耐食性高い，高靱性	歯科補綴材
ポリマー	PMMA	46	2	77	100	成形性良好	人工微小骨
	UHMWPE	23	0.5	20	27	硬度・機械的性質低い	人工関節
	ポリ(L-乳酸)	50	6	94	106	耐化学性良好	骨セメント
	シリコーンゴム	2～7	0.001～0.1	59～98	59～98	生体適合性良好	人工中耳

たって生体とのなじみが良いものでなければならない．特に関節などの摺動部においては耐摩耗性が高いこと，材料-生体間の界面においては接合性に優れ，ゆるみを生じないような材料設計が要求される．

材料は化学的に安定で毒性をもたないことはもちろん，長期の使用に対して忌避反応や変異原性を示さないものでなくてはならない．金属は疲労破壊や腐食が問題視される場合があるが，チタン系材料は新生骨と直接結合する性質をもつ材料であり，セラミックスもきわめて高い硬組織適合性を有している．人工材料を骨に接合する場合には，主として機械的な固定（スクリュー，くぎなどによる），骨セメントの充填，組織との表面密着など，物理的な力に依存するので，その表面形態が重要となる．表面に凹凸をつけて組織とのアンカー効果を高めたり，多孔化して骨組織を材料の細孔部に浸入させて接合を図ることが行われる．その一方で，骨との接合界面に軟組織が侵入し，線維性骨を形成することも認められ，緩みへとつながることがある．この皮膜の厚みが材料によって異なり，材料の硬組織適合性を評価する尺度となる．

6・5 免疫応答

外界からの細菌やウイルスの侵入は体表層を覆う皮膚や粘膜によって防御されており，さらに組織内に侵入した異物はリゾチームなどの生理活性物質により処理される．これらを突破された場合には，抗体や感作リンパ球がつくられ，抗原特異的な**免疫反応**（immune response）が誘起される．図 6・10 に典型的な免疫反応の機構を示す．侵入した抗原は**マクロファージ**（macrophage）により貪食，そして抗原提示され，**リンパ球**（lymphocyte, lymphoid cell）による応答が始まる．リンパ球には大きく分けて，骨髄由来の **B 細胞**と胸腺由来の **T 細胞**がある．1 つの B 細胞は 1 種類の抗体を産生する．T 細胞には異質細胞を傷害し破壊する**キラー T 細胞**（killer T cell），B 細胞の抗体産生やキラー T 細胞の発現を補助したりマクロファージを活性化したりする**ヘルパー T 細胞**（helper T cell），他のリンパ球の機能発現を抑える**サプレッサー T 細胞**（suppressor T cell）がある．マクロファージに提示された抗原の情報に対応するヘルパー T 細胞は，生理活性分子を産生することにより，対応するキラー T 細胞や B 細胞の増殖・分化を促す．これにより，キラー T 細胞はウイルスなどに感染した細胞を破壊，B 細胞は抗体を産生する．リンパ球の分裂増殖において，一部は分化の途中のまま記憶細胞となり，抗原刺激がなくなった後も残される．これら記憶細胞は分化の途中まで進んでいるため，再度の抗原侵

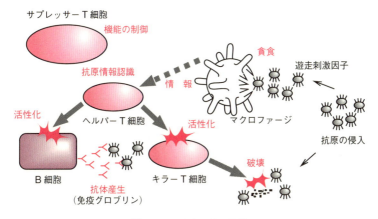

図 6・10　免疫反応の機構

入の際，量的・質的により高いレベルから抗体および感作リンパ球の産生を行うことができる（二次免疫応答）．はしかやおたふく風邪に，2 度目はかかりにくいのはこのためである．抗原刺激が続くとリンパ球の分裂，増殖が続き，抗体や感作リンパ球がつくられ続ける．抗体や感作リンパ球が過剰になり，自己の細胞や組織も巻き込まれて損傷を受けるので，サプレッサー T 細胞が過剰なリンパ球の分裂・増殖に歯止めをかけている．

このような特異的な免疫応答が材料に対して働く場合もいくつか報告されている．たとえば，分子内にアミド結合を有するポリビニルピロリドン（PVP）に対する抗体産生が古くから報告されている．一方，PEG 修飾リポソームや PEG 修飾タンパク質などが長く研究されてきたが，近年，抗体が産生されてその効果が急激に低下するとの報告がある．この現象は ABC（accelerated blood clearance）現象とよばれているが，溶解している PEG 分子には抗体は産生されず，詳細な機序はさらなる研究成果を待たなければならない．また，人工股関節臼部の摩耗によって高分子微粒子が産生されると，マクロファージが貪食し，炎症性サイトカインを産生するので周囲で炎症が始まる．本来，白血球などの遊走を促して治癒させる機構であるが，人工物の場合には処理ができないために炎症だけが継続して不具合につながる．最後に，金属イオンに対するアレルギーも問題である．特に医療分野でも使用されるニッケル，クロム，コバルトなどからの溶出イオンは感作性が強く，これらを含む合金などでは，アレルギー反応に十分注意する必要がある．

6・6 補　体

補体は，正常血清中に存在し，抗体で感作された細胞やある種の細菌に対して破壊的作用力を有する熱に不安定な物質として 1895 年に発見された．C3 や C5（C は補体を意味する complement の頭文字）など 19 種類のタンパク質の集合により抗体の作用を補い，抗原の除去を助けるという意味で補体と名づけられた．補体の働きは，異物粒子や菌体などに対する貪食作用を亢進するオプソニン効果，細胞菌体に膜侵襲複合体（membrane attack complex，MAC）を形成して破壊する作用，血中の免疫複合体を運搬して肺や肝臓で処理する免疫複合体の除去機能，平滑筋収縮・血管透過性亢進・白血球遊走など炎症の伝達機能がある．

補体は，古典経路と第二経路とよばれる 2 つの経路で活性化される（図 6・11）．古典経路では，C1q と免疫グロブリン（IgG もしくは IgM）との免疫複合体が引き金となり，C4b2a 複合体が生成して C3 を転換する．生成した C4b2a3b が C5 転換酵素となる．材料上に非特異的に結合した抗体吸着が関連する可能性はあるが，材料による補体活性化の主な経路ではない．一方，第二経路には抗体は関与しない．多糖類，菌体，ウイルス，非自己細胞表面が引き金となり，生体材料の表面のヒドロキシ基が大きな引き金となって生じた C3bBb が C3 を転換し，(C3b)$_2$Bb が C5 転換酵素として働く．この過程で生じる C3a や C5a は，強い生理活性を有するア

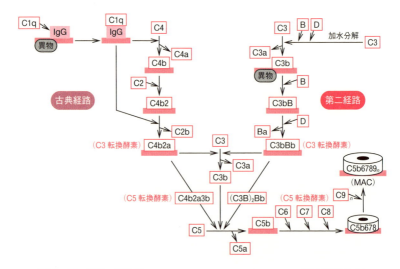

図 6・11　補体の活性化　MAC：membrane attack complex（膜侵襲複合体）

ナフィラトキシンであり，血管透過性亢進・平滑筋収縮，白血球遊走誘導，白血球の凝集や血管壁の透過性の低下をひき起こす．さらには，C5a は血液凝固にも関与していることから，補体活性化・血液凝固・血小板粘着は密接にクロストークしている．

6・7 抗凝固物質

　残念ながら，現在のバイオマテリアルの抗血栓性は不十分といわざるを得ないが，さまざまな抗血液凝固物質が，バイオマテリアルの利用を可能にしている．1916 年にイヌの肝臓から発見されたヘパリン（図 1・9 参照）は，アンチトロンビン III のトロンビン阻害作用を活性化することで，血液凝固時間を大きく延長させる．その存在なしに血液透析療法の発展はなかった．ヘパリンは高分子物質であるので腸管からの吸収は遅いが，透析において直接投与が可能なのできわめて有効である．血中半減期は 1 時間程度であり時間とともに凝固時間は正常に戻るが，プロタミンで速やかに中和することも可能である．また，ワルファリンは，血液凝固第 II, VII, IX, X 因子の合成に関与しているビタミン K と競争阻害することで，主に第 II 因子の活性を低下させて抗凝固作用を発揮する物質で，経口投与される．血液凝固時間を注意深く制御することで出血のリスクを抑えることができる．

　抗凝固剤をバイオマテリアル表面に固定化（化学的に結合）することで，抗血栓を向上させる戦略もある．人工肺を含む体外循環用の回路にヘパリンを固定化することで臨床的に良好な成績が報告されている．また，生体内に存在する血栓溶解システム（線溶系）の利用も実用化されている．血中のプラスミノーゲンをプラスミン（フィブリンを分解する線溶酵素）に活性化するウロキナーゼ固定化したカテーテル（腹腔や創部の血液や滲出液を排出する管状医療機器）が実用化されている．

7

医 療 機 器
―人工臓器・医療デバイス―

7・1 循環器系人工臓器

　心臓の拍動により左心室から拍出された血液は動脈血管を通って全身の組織へと流れる．それぞれの組織において血液は酸素を供給し，二酸化炭素を取込むことによりガス交換が行われる．ガス交換された血液は静脈血管に送り出され，心臓の右心房へと戻る．右心房から右心室へ流れた血液は肺へ拍出され，肺で二酸化炭素を排出し，酸素を取込むガス交換が行われる．肺から左心房へ流れた血液は左心室へと戻り，再び循環する．成人では1分間あたり5～6Lの血液が循環している．これらの心臓，血管，肺など循環器系に関連した臓器を人工臓器で補助することは，臓器機能の低下の改善だけではなく，外科手術などにはきわめて重要である．

7・1・1 人工心臓

　多くの人工臓器のなかで，人工心臓ほど過酷な環境下で血液と接触することが求められるものはない．人工心臓はそのポンプ機能を機械的に代行するために何かしらの可動部を備え，血液を送り出し続けている．人工心臓は米国における心不全での高い死亡率が引き金となり開発が始まった．欧米を中心に人工心臓は大きく2種類が臨床応用されている．一つは自分の心臓（心室部分）を取除いて血液ポンプに置換してしまうもので，完全置換型人工心臓である．もう一つは自分の心臓は残して，左心室から血液を脱血して大動脈へ返血する手法で左心補助心臓とよばれる．人工心臓の目的は半永久的に人工心臓に依存して血液循環を維持するもの（永久使用）と，もう一つは心臓移植のドナー（心臓の提供者）が見つかるまでの一時的な使用を目的とするもの（ブリッジ使用）である．

血液を送り出す方法としては大きく分けて2種類の方式が開発されている．まず心臓の動きと同じように脈をもつ血流をつくり出す拍動流型血液ポンプである．これはダイアフラムとよばれる弾性体膜を空気圧で収縮運動させることで体積を変化させ，血液を押し出す．セグメント化ポリウレタン（SPU）でつくられており，通常，体外に設置して血液循環を補助する．世界で初めて体内に埋込まれた人工心臓も拍動流型であったが作動させるための外部設備が大きくなるなどの問題があった．これに対して最近の埋込み型人工心臓は遠心ポンプとよばれるもので，羽根車の回転によって血液を送り出す機構である．ポンプの小型化が可能で，欧米に比べて小柄な日本人にも容易に埋込むことが可能である．日本人に向けてわが国で開発された体内埋込み型遠心ポンプ（補助人工心臓）は，素材はチタン合金で，その表面には血液適合性に優れた2-メタクリロイルオキシエチルホスホリルコリン（MPC）ポリマーが被覆されており，2011年から拡張性心筋症の治療に臨床使用されている（図7・1）．最近では，さらに小型化した軸流ポンプ型とよばれるものも臨床使用が可能となってきている．

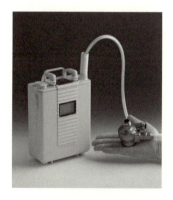
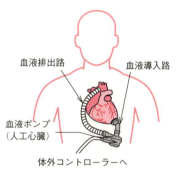

図7・1　体内埋込み型補助人工心臓　写真は社会医療法人北海道循環器病院山崎健二博士提供

7・1・2　人工血管

1952年にVoorheesらは世界で初めて人工物を血管の代わりにする実験に成功した．それ以後，人工血管の開発が進み，現在では主に病的な生体血管を取替え，バイパスするために使用される．

ポリエステル製の人工血管は，繊維を織って作製される．繊維の隙間から血液が漏れるため，かつては移植するヒトの血液でコーティング（プレブロッティング）していたが，現在は繊維の隙間をコラーゲンやゼラチンで詰めたものが主流である（図 7・2）．大口径（内径 10 mm 以上）人工血管は耐圧性，止血性に優れるポリエステル製が主流である．また，撥水性高分子であるポリテトラフルオロエチレン（PTFE）を筒状にし，急速に引き延ばして，無数の亀裂を生じさせることにより延伸 PTFE（ePTFE）製人工血管が作製されている．静脈の再建や慢性腎不全患者の透析治療用内シャント術，また下肢末梢動脈再建手術など中口径（内径 6〜8 mm）の血管の代替に利用されている．しかしながら，これらの人工血管は，6 mm 以下の口径では血栓で詰まってしまう．そこで，SPU 製の人工血管や，血液適合性に優れた高分子で表面処理する方法で 2〜3 mm の内径をもつ人工血管が研究されているが実用化には至っていない．また，人工血管と生体との吻合部で生体側から伸びてくる軟組織（パンヌス）が血流を妨げ，結果として血管閉塞になることがあるために，この生体反応の阻止も大きな課題である．

　実際の血管も利用されている．ヒトあるいは動物の血管をアルコール，グルタールアルデヒドなどで化学的に処理して抗原性を低下させた人工血管（代用血管）は，血栓で詰まりやすく，劣化しやすい臨床的な問題点も指摘されている．そこで，動物の血管より細胞成分だけを抽出し ECM のみとして，これを細胞が接着，伸展する足場（脱細胞組織；3・4・2節およびスキャホールド；9・2節参照）として用いることが検討されている．移植されるヒトの細胞を使用することで拒絶反応

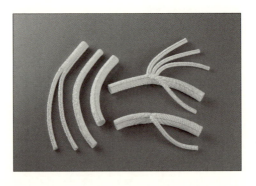

図 7・2　ポリエステル製人工血管　写真は日本ライフライン株式会社提供

を抑え，細胞組織が形成された後は生体血管と同じように成長すると期待されている．

7・1・3 人 工 肺

現在，一般的に人工肺とよばれているものは心臓手術の際にガス交換のみを行う目的で使われている．手術中，大静脈に戻ってきた血液を心臓と肺の代わりを行う人工心肺装置を循環して大動脈に送り返すことにより血流が確保されている．このような操作は体外循環とよばれ，人工肺により血液に酸素が添加され，二酸化炭素が除去されることにより全身組織の代謝が維持できることになる．体外循環が行われるのは手術中で，平均2時間程度の時間である．

心臓手術では臓器組織の代謝を低下させるために体温を下げて行われることが多い．全身の体温を30℃くらいにまで下げると通常の5～6割程度の代謝量となり，それだけ酸素を供給する必要がなくなる．そこで人工肺に熱交換器を取付け，温水や冷水を流して血液温度の調節が行われる．人工肺と生体との間にはフィルターが組込まれ，血液中の血栓や混入した気泡など異物を取除く．体外循環で1分間あたり4000 mLの血液が流れている．このような人工肺を用いた心臓外科手術は1953年に米国で初めて行われ，現在では年間で100万症例以上の手術が行われている．この期間，心臓手術の変遷とともに人工肺もさまざまな変化をしてきた．初期の人工肺は血液の中に酸素をバブリングする直接的な接触により酸素と二酸化炭素のガス交換が行われた．その後，より生体の肺に近い機構である高分子膜を介してガス交換を行う人工肺が研究され，1980年代からは中空糸膜を用いた人工肺が広く使われるようになった（図7・3）．人工肺の中空糸膜は内径が200～300 μm程度のストロー状のもので多数の微細孔を有したものである．膜材料は主にポリプロピレンが用いられているが，血液凝固を回避するためにヘパリンなどの抗凝固剤を投与することにより体外循環が可能になっている．また人工肺表面に凝固因子系の活性化を防ぐヘパリンを固定化したり，血小板の粘着や活性化を阻止できるポリアクリル酸2-エトキシエチルあるいはMPCポリマーなどの合成高分子を被覆したりすることも行われている．しかしながら，血液凝固が起こらない状態であっても血液にとって異物である人工材料は生体防御反応によるいくつかの問題をひき起こしている．血液が接触する人工臓器のすべてが直面しているこのような問題は，今後の課題として残されている．

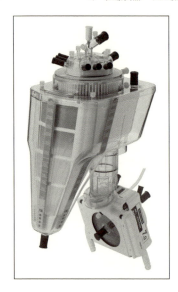

図7・3 人工肺のモジュール
写真は株式会社ジェイエムエス提供

7・1・4 ステント

　血管の狭くなった部分を拡張し，血流を確保するために考案された**ステント** (stent) は，金属の筒を網目構造にして小さく折りたたんだ形態で血管内に挿入される．所定の位置までは細くて柔軟な高分子製のカテーテルで運ばれ，カテーテル部分を膨らませることで，血管を拡張するとともにステントを広げて血管を押し広げる．材料としては生体内への埋込みができること以外に適度な弾性と強度を有する力学的特性および微細加工できる加工性が求められるために，ステンレス鋼やCo-Cr合金などの金属材料が中心である．埋込まれたステントは時間とともに血管壁内に侵入して，表面は内皮細胞で覆われることで血栓形成を抑制する．血管狭窄症に画期的な治療を提供できる医療デバイスであるが，時間とともに再狭窄する例もある．そこで，周囲の組織の肥厚化を抑制するために薬剤を徐放する**薬剤徐放型ステント** (drug eluting stent) が開発された．これは金属製ステントにポリマー層をつくり，その部分に薬剤を貯蔵し長期間の薬物徐放を達成する機構による．これにより血管再狭窄率が低下したとされているが，新生内膜の不完全性に基づく遅発性ステント血栓症 (late stent thrombosis) が問題になっている．

7・1・5 人工弁

1952年，初めてヒトの体に埋込まれた人工弁は，ラムネの瓶の口のように筒の中にガラス玉が入った形状をしていた．その後，1960年代には図7・4のような形状のボール弁が開発され，現在は図2・15に示したような二葉弁が主流となっている．このような機械弁に対して，1980年代になると，ウシ心膜やブタ心臓弁を材料にしてグルタルアルデヒドで架橋処理した生体弁が実用化された．現在，わが国での機械弁と生体弁との使用数実績は約1対2で，生体弁が主流となってきている．

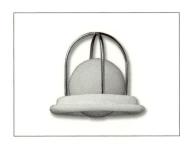

図7・4 ボール弁 写真はエドワーズライフサイエンス株式会社提供

7・1・6 新しい血管内治療デバイス

前節の血管内治療は，近年ますます進化を遂げている．たとえば，胸部下行大動脈に大きな瘤ができて破裂が心配される患者の場合，これまでは開胸して大動脈瘤の部位の血管を人工血管と置換する大がかりな手術が適応されていたが，血管の内部から人工血管を設置する血管内手術が注目されている．人工血管に金属製の骨組みが取付けられた**ステントグラフト**（stent graft）（図7・5a）を小さくたたんで，末梢血管から挿入して患部まで到達させて拡張するだけである．

また，図7・5(b) に示したのは，生体弁と金属製の骨組みとの複合弁で，心臓の大動脈弁が機能低下した患者に施す**経カテーテル大動脈弁留置術**（transcatheter aortic valve replacement, TAVI）で用いる．大腿動脈などの大きな血管から，折りたたんだ骨組み（生体弁）を挿入して大動脈部までカテーテルで送り届け，その場で金属の骨組みを広げて，生体弁を固定する術式である．やはり，患者への侵襲は最低限に抑えられるので，入院期間が飛躍的に短くなり生活の質（quality of life, QOL）の向上は計り知れない．

脳内に動脈瘤が見つかった場合には，カテーテルを血管内に挿入して，**塞栓コイ**

ル (embolization coil) とよばれる細い白金線を動脈瘤内に留置して，内部を血栓で塞栓することで破裂のリスクを低減させる術式もなされる（図7・5c）．

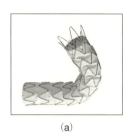 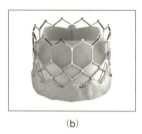 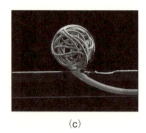

(a)　　　　　　　　　　　(b)　　　　　　　　　　　(c)

図7・5 **新しい血管内留置型デバイス**　(a) ステントグラフト（写真は日本ライフライン株式会社提供），(b) 心臓を切らずに血管の中から装着する心臓弁(TAVI)（写真はエドワーズライフサイエンス株式会社提供），(c) 塞栓コイル（写真は株式会社カネカメディクス提供）

7・2　代謝系人工臓器

　人工臓器のなかで最も社会に貢献していると考えられるのは血液浄化療法を確立した人工腎臓であろう．2017年において約30万人もの慢性腎不全の患者が利用している．また，食事の欧米化により，日本でも糖尿病患者数が増加してきている．これに対応するために人工膵臓についても開発が進んできている．ここではこれら代謝系の人工臓器について解説する．

7・2・1　人工腎臓

　腎臓では血液中に含まれる代謝産物，老廃物あるいは過剰な水分を除去したり，血液中のイオン濃度の調節などを行っている．腎臓の機能が低下すると，人工腎臓で直接血液を浄化する必要がでてくる．通常使用されている方法が，血液透析で，半透膜を介して血液から水，イオンや老廃物を除去する．血液透析の概念を図7・6に示した．血液を人工腎臓に導き，ここで膜を介して透析液と接触させ，物質交換を行っている．人工腎臓は長さが30 cmほどの筒状になっており，その中に中空糸膜が6000〜10,000本充填されている（図7・7）．人工腎臓の開発の歴史のなかで，中空糸膜としてセルロース系材料が長く利用されてきたが，近年，ポリスルホンが主流になっている．ポリスルホンは疎水性の高分子材料であるために，中空糸に成形する際には水溶性高分子が添加されて，多孔質構造の生成と親水化処理が同

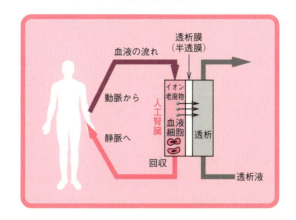

図7・6 人工腎臓を利用した血液透析の概念

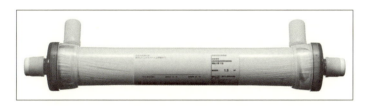

図7・7 中空糸型透析器（人工腎臓） 写真は旭化成メディカル提供

時になされている．血液中からの不要物質の除去は膜表面に存在する微小な孔によりなされる．ほぼ分子量が数万程度で，物質透過性がなくなるように設計されており，血液中の有用タンパク質は除去されない．透析治療の長期化により，血中の$β_2$ミクログロブリン濃度が上昇して，そのアミロイド線維が関節に沈着することによる透析アミロイドーシスが問題とされており，さらに優れた膜材料が望まれている．さらに，血液と接触することによる血液凝固反応を抑制するために抗凝固剤を血液中に注入しなければならない．しかしながら，透析治療中の外出血や内出血傾向にある患者に対する抗凝固剤の影響が懸念されるために，人工腎臓だけではなく体外循環回路も含めたシステム全体に血液適合性をもたせることが求められる．

7・2・2 人工膵臓

糖尿病は，インスリンという血液中のグルコース（ブドウ糖）濃度，すなわち血

糖値を下げるホルモンが不足することにより，血糖値が上昇し，さまざまな合併症をひき起こす病気である．この糖尿病は，紀元前の昔から人類が抱えてきた病気であるが，近年その患者層は子供から壮年にまで広がり，その数は日本全国で約 700 万人，これに予備軍を加えると 1400 万人にもなる．患者数の増加とともに慢性合併症が増加し大きな問題となり，今や国民病（生活習慣病）としてその対策が待たれている．1921 年のインスリンの発見は，インスリン注射療法という画期的な治療法をもたらし，糖尿病患者の生命を救い，平均寿命の延長をもたらした．しかし，現在の糖尿病の治療や管理は，まだまだ不十分である．重症の糖尿病性昏睡による死亡率は激減したが，糖尿病のひき起こす合併症として網膜の血管障害による失明や血液浄化療法が必要な腎臓障害，さらに心筋梗塞や脳動脈硬化症（脳卒中）による死亡が増加してきた．また，壊疽による下肢切断に至る症例なども増えてきている．糖尿病は，全身病であり治療や管理の難しさに，今なお多くの問題点を抱えているといわざるを得ない．

これらの問題を解決するためには，血糖値を生活リズムに合わせて適切に管理する必要がある．そこで，糖尿病患者の失われた膵内分泌機能（インスリンを分泌する膵 β 細胞，グルカゴンを分泌する膵 α 細胞）を，人工的に置き換えようとするのが人工膵臓である．健康な人は食事を摂ると血糖値が上昇し，膵 β 細胞からインスリンが分泌され，筋肉，脂肪組織や肝臓に働いてグルコースを利用するために血糖値は下がる．しかし，糖尿病患者は膵 β 細胞のインスリン分泌が低下しているため，各組織でグルコースが利用できず血糖値が上昇する．現在のインスリン注射療法は，不足しているインスリンを注射しているにすぎず，血糖値の制御は不十分である．したがって，生体内のグルコース濃度を正確に安定に測ることのできるセンサ（11・2・2 節参照）と，一定の量のインスリンを注入するポンプが機械的人工膵臓には不可欠である．その点ではバイオセンサの生体内安定化が求められる．また，センサを利用して生体内情報を得るための工夫も必要である．特にセンサを皮下組織に長期間埋植するためには，皮膚からの感染を防止し，さらに生体組織との力学強度の違いに起因するような周辺組織のカプセル化反応を阻止しなければならない．これはきわめて困難な課題であり，現在でも研究が続いている．一方，集中治療室において短期間使用するために開発された大型コンピュータを応用した大型人工膵臓に続き，ベッドサイド型人工膵臓が臨床応用が可能となった．人工膵臓の目的は，連続的な血糖値管理であり，常に装着していることが望ましい．そのためには人工膵臓の小型化が必須となる．電子技術，バイオマテリアルの開発が進

んできた今日に至り、海外では携帯可能な人工膵臓が開発された．次の段階として，体内にシステムを埋込む人工膵臓の開発に向け，研究開発が進められている．

7・2・3 アフェレシス

血中に存在している可溶性成分が病因物質である疾患に対して，体外循環システムにより，目的の病因物質を取除く治療法を**アフェレシス**（apheresis）という（図7・8）．代表的なアフェレシス療法として，血中のLDL（悪玉コレステロール）を除去することで高コレステロール血症の症状改善を行ったり，血漿に存在する自己免疫抗体や免疫複合体を除去することによる，リウマチや重症筋無力症などの治療が進められている．

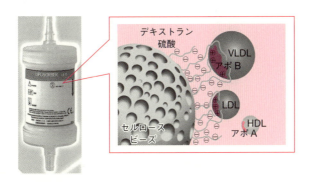

図7・8 血漿中のLDLコレステロールを吸着する血液浄化器 写真および模式図は株式会社カネカメディックス提供

7・3 整形外科系人工臓器

超高齢社会をすでに迎えたわが国は，2055年には総人口の40％以上が65歳以上の高齢者となることが予想されている．高齢者人口の増加に伴い，加齢を原因とする変形性関節症（osteoarthritis, OA）などの変性疾患や骨粗鬆症などの運動器疾患が増加し，QOLの向上や日常生活動作（activities of daily living, ADL）を維持するための整形外科系人工臓器の需要はますます高まっていく．整形外科系人工臓器のほとんどは力学的信頼性に優れる金属（2・2節参照）からなるが，骨欠損部での骨代替にはリン酸カルシウムを中心としたセラミックス（2・3節参照）や高分子が，人工関節の摺動面などにはアルミナやジルコニアなどのセラミックスや超高分子量ポリエチレン（UHMWPE）などの高分子（2・8節参照）が使われる．図

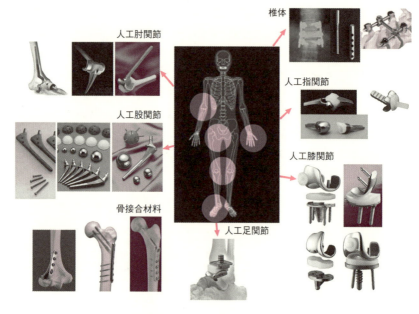

図7・9 整形外科領域で用いられるさまざまな人工臓器の一例

7・9には整形外科系人工臓器の一例を示すが，材質，形状，表面処理・性状など生体組織との短期から長期にかけた固定を目指したさまざまな研究開発が進んでいる．最近では，従来の平均骨格形状に合わせた設計から，個人の骨格形状に合わせたカスタムメイドインプラントが実現されるようになっている．

7・3・1 人工股関節および人工膝関節

ヒトの関節は300以上あることが知られており，骨・骨関節は運動器としての複雑な運動を可能としている．人工関節は，疾病や外傷によってその関節機能が失われた際に，関節機能を取戻す目的で使用される．臨床現場で使用されている人工関節には，人工股関節，人工膝関節，人工肩関節，人工肘関節，人工足関節，人工指関節がある．人工関節市場は2020年度で25万例程度になるものと考えられ，そのうち**人工股関節**（artificial hip joint）が60％弱，**人工膝関節**（artificial knee joint）が40％弱であり，両者でその大部分を占める．

図7・10には人工股関節の構造，利用素材，課題を示す．人工股関節は1960年

代に開発されたチャンレー(Charnley)式に原型をおく．その構造は，大腿骨側の大腿骨コンポーネント(ステムとステムヘッド)と骨盤側の臼蓋コンポーネント(臼蓋形成カップ，ライナー)からなる．固定法は過去にはPMMA骨セメントが多用されてきたが，残留モノマーの毒性や重合熱，さらには骨髄へのセメント注入時の脂肪や骨髄の血管移動が肺や脳での塞栓をひき起こす危険性があることから，その多くがセメントレスタイプへと変更されている．その結果，ステム(stem)は新生骨との直接結合が可能なTi合金製が大半を占め，Co-Cr合金やSUS316Lステンレス合金が使用される場合もある．ステムヘッドは高耐摩耗性を示すCo-Cr合金が，ライナーは軽度に架橋したUHMWPEもしくは，加えてMPCポリマーのグラフト化により高潤滑処理を行ったものが利用される．

人工膝関節は，図7・11に示すように，大腿骨コンポーネント，膝蓋骨コンポーネント，脛骨コンポーネントで構成される．この際，大腿骨コンポーネントは耐摩

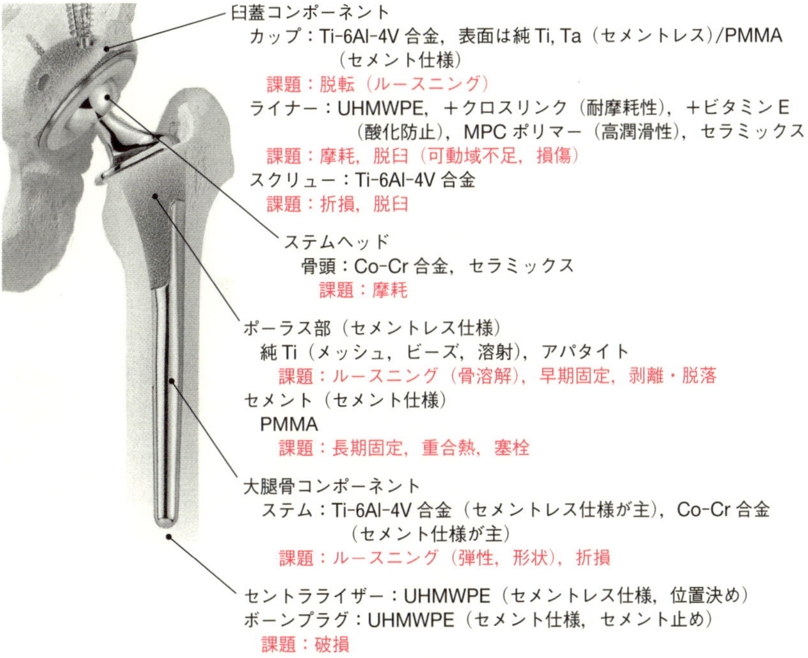

臼蓋コンポーネント
　カップ：Ti-6Al-4V合金，表面は純Ti, Ta(セメントレス)/PMMA
　　(セメント仕様)
　　課題：脱転(ルースニング)
　ライナー：UHMWPE，+クロスリンク(耐摩耗性)，+ビタミンE
　　(酸化防止)，MPCポリマー(高潤滑性)，セラミックス
　　課題：摩耗，脱臼(可動域不足，損傷)
　スクリュー：Ti-6Al-4V合金
　　課題：折損，脱臼

ステムヘッド
　骨頭：Co-Cr合金，セラミックス
　　課題：摩耗

ポーラス部(セメントレス仕様)
　純Ti(メッシュ，ビーズ，溶射)，アパタイト
　　課題：ルースニング(骨溶解)，早期固定，剥離・脱落

セメント(セメント仕様)
　PMMA
　　課題：長期固定，重合熱，塞栓

大腿骨コンポーネント
　ステム：Ti-6Al-4V合金(セメントレス仕様が主)，Co-Cr合金
　　(セメント仕様が主)
　　課題：ルースニング(弾性，形状)，折損

セントラライザー：UHMWPE(セメントレス仕様，位置決め)
ボーンプラグ：UHMWPE(セメント仕様，セメント止め)
　課題：破損

図7・10　人工股関節の構造，利用素材，課題

耗性の高い Co-Cr 合金を用いることから金属アレルギーが懸念される．人工股関節・膝関節ともに，摺動部やインサート部の UHMWPE では，摩耗粉による骨溶解（osteolysis）を防ぐための高寿命化に向けたさまざまな工夫がなされている（図7・10 および図 7・11 参照）．

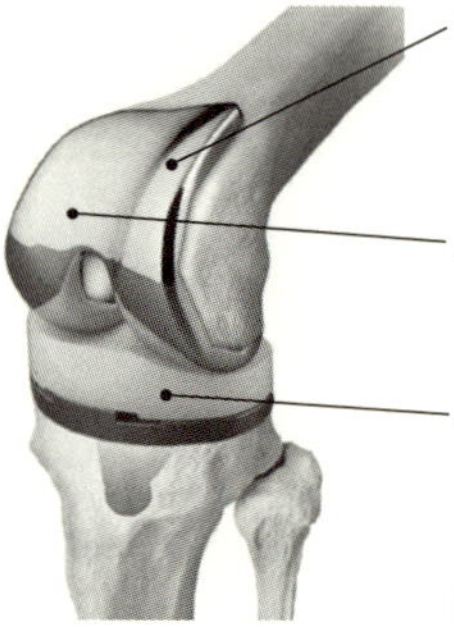

大腿骨コンポーネント：Co-Cr 合金，(Ti-6Al-4V 合金)，セラミックス
課題：摩耗（メタローシス），金属アレルギー

膝蓋骨コンポーネント：UHMWPE
課題：摩耗（骨溶解）

脛骨コンポーネント
インサート：UHMWPE，＋ビタミン E（酸化防止）
課題：摩耗・ルースニング（骨溶解，ラジカル残存），
経年劣化（剥離）
脛骨ベースプレート：Co-Cr 合金，Ti-6Al-4V 合金，セラミックス
課題：摩耗（メタローシス），金属アレルギー

図 7・11　人工膝関節の構造，利用素材，課題

7・3・2　脊椎関連デバイス

　脊椎関連デバイスは，椎体スペーサー，椎弓根スクリュー，ロッド，プレート，人工椎間板などが臨床応用され，現在開発中のデバイスも多い．こうしたデバイスは，椎間板ヘルニア，腫瘍や骨折で椎体を欠損した際に欠損部を置換する椎体スペーサー，側弯症，脊椎分離症・すべり症といった脊椎の疾患を矯正・治療する**椎弓根スクリューシステム**（pedicle screw system）として使用される．スクリュー間をロッドやプレートで固定しつつ，重篤な脊椎側弯症では，頚椎から腰仙椎まで矯正固定する術式が増加している．いずれも強度を必要とすることから，硬組織接着性が必要な部分では Ti 合金，ロッドのように高荷重の負荷への耐性が必要な場合には Co-Cr 合金が用いられる．椎体スペーサーには金属以外にもポリエーテルエーテルケトン（PEEK）もしくは PEEK 表面に硬組織接着性の高い Ti を被覆したものが用いられる．椎弓根スクリューには非常に大きな荷重が負荷され脱落も多いことから，素材とともに形状の工夫による強固な接着力が必要となる．椎間板変性症にかかわる背骨下部の痛みを治療するための椎間板置換術には，エラストマー系高分子からなる人工椎間板が用いられるが，不具合などが散見され，今後のさらなる開発が望まれる．

> **先端研究**　　　　　　　HAL®（ハル）
>
> 　ロボットスーツ「HAL®医療用下肢タイプ」は，下肢に障害がある患者を対象にした世界初のロボット治療機器である（図1）．ヒトが体を動かそうとするときに脳から筋肉に送り出される信号を皮膚につけたセンサから読み取り，意思に従った動きを実現する．HAL®を通じて体が思うように動くことで，脳神経系のつながりが強化・調整され，身体機能の改善・再生が促進される．欧州および日本および米国において医療機器として承認されている．
>
>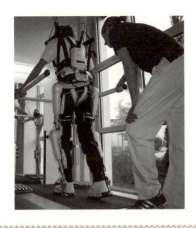
>
> **図1**　ロボットスーツ HAL®　写真は Prof. Sankai, University of Tsukuba/CYBERDYNE Inc. 提供

7・3・3　神経再生誘導チューブ

神経再生誘導チューブ（regenerative nerve guide）は，外傷での切断あるいは術中切除された末梢神経の両端をチューブ状の機器で連結することで，末梢神経が再生する空間を確保して再生を促すためのデバイスである．初期強度，柔軟性，耐圧性，形状回復性，耐キンク性（折れ曲がりにくい），外組織侵入防止性に優れることが望ましい．1960年代に初めてイヌやチンパンジーでシリコーン製チューブが試され，1982年には臨床例も報告された．シリコーンでは神経再生後にも残留することから，近年，生体吸収性の神経再生誘導チューブの研究が進められている．わが国でも2013年にPGA繊維製で組紐チューブ構造の内腔にコラーゲンを複合化した神経誘導管が製造承認された（図7・12）．

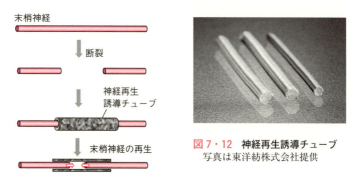

図7・12　神経再生誘導チューブ
写真は東洋紡株式会社提供

7・3・4　骨組織再生材料

　HApやTCPの多孔質体が人工骨（骨補填材）として広く利用されている．また，骨組織再生材料であるGEM21は増殖因子とスキャホールドのコンビネーション製品（12章のコラム参照）である．アパタイト-β-$Ca_3(PO_4)_2$からの骨形成因子の徐放や多孔性リン酸カルシウムからのインスリン様増殖因子Iの徐放による骨誘導では，スキャホールド自体が増殖因子の徐放化担体の役割も担っている．

7・4　歯科系人工臓器

　歯牙を失った際の補綴法としては，図7・13に示すように，(a) 両隣在歯を支台とするブリッジ治療，(b) 歯牙が抜けた後の歯肉を支えとする可撤性義歯治療，さらに (c) 顎骨に歯根を埋入し，義歯を固定する歯科インプラント治療が近年多く実施されている．さらにその周辺技術として，歯科補填材による顎骨の再建，コンポジットレジンによる欠損した歯牙の審美性も含めた修復も行われている．

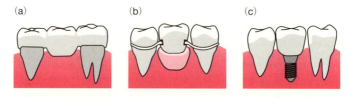

図7・13　歯牙を失った際の補綴法　(a) ブリッジ，(b) 可撤性義歯，(c) インプラント義歯

7・4・1 歯冠修復物

う蝕や外傷などで歯冠の形態や機能を失った際，歯冠修復が行われる．歯牙に形成された内側性の窩洞に適用する修復物を**インレー**（in-lay）とよび，比較的歯質欠損が大きく歯冠を覆うように修復する際の修復物を**クラウン**（crown）とよぶ．こうした歯冠修復物は咬合時の力学的信頼性のためには金属が用いられるが，審美性を高めるためには歯牙と同色の硬質レジンやセラミックスを部分的に適用する．最近では，金属をまったく使用しないセラミックスインレーやセラミックスクラウンも適用されている．

7・4・2 歯科インプラント

歯牙の欠損を補綴治療するために口腔組織内に埋入する人工歯根が**歯科インプラント**（dental implant）である．歯槽骨内の歯根部の素材は，生体適合性に優れたTiもしくはTi合金が用いられ，新生骨との直接結合を実現する．骨組織の侵入や骨配向化を促進する表面形状を構築したり，アパタイトなどのリン酸カルシウム系セラミックスを被覆したものがある．歯科インプラントは，顎骨内に埋入されたフィクスチャー（金属のネジ）を土台にして，アパットメント（支台部）を植立し，上部構造であるクラウンやブリッジを固定することによって完成する．さらに，上顎骨は上顎洞までの骨量が少なく，歯科インプラントを構築するのが困難な場合には，サイナスリフト（上顎洞底挙上術）を行う．自家骨や骨補填材を導入し，骨誘導による骨量の増加を図る．

7・4・3 コンポジットレジン

コンポジットレジン（composite resin）は，レジン（resin）とフィラー（filler）からなる歯科修復材のことをよぶ．フィラーとは，シリカガラスやジルコニアなどの無機物で，レジンの強度や審美性を高めるために混合され，歯牙欠損部に接着性の良いレジンの存在により，歯牙との強固な接着を実現する．レジンのベースモノマーは，二官能モノマーであるビスフェノール A-グリシジルメタクリル酸（Bis-GMA），トリエチレングリコールジメタクリレート（TEGDMA）やウレタンジメタクリレート（UDMA）などであり，モノマーを重合させ硬化後に使用する．

7・5 感覚器系人工臓器

五感を補助する人工臓器の開発は，QOL の向上に大きく役立つことは容易に想

先端研究　骨基質微細構造の配向性と医療デバイスの開発

1・8・8節で組織としての生体骨について示したが，骨基質の主成分であるコラーゲン線維/アパタイト結晶の配列（配向性）は，骨の解剖学的部位に応じて大きく変化する．これは骨中に埋まった骨細胞の主応力感受などに由来するものと考えられる．結果として，骨部位の応力分布や代謝に応じて，コラーゲン線維/アパタイト結晶（c軸）の配向性は，骨部位に大きく依存し（図1），最適な力学的特性・生物化学的特性を発揮できるように調整されている．

骨基質の配向性は，さまざまな疾患骨や再生骨，薬剤投与，バイオマテリアルの埋入などさまざまな要因によって影響を受ける．したがって，バイオマテリアルを設計するにあたっては，短・長期の固定性を上げるために，骨配向性を形成し，スムースに主応力を伝達するための工夫が必要になる．図2に示すように主応力の伝達を連続的にし，新生骨における配向性の形成維持が期待される配向溝をもつ人工股関節ステムや，スクリューの角度に特徴をもつ歯科インプラントなどが開発されている．

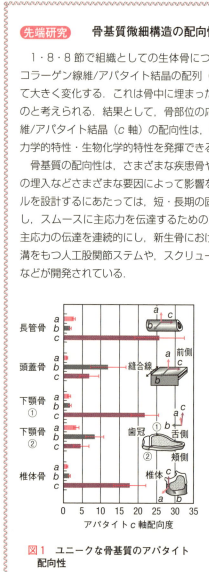

図1　ユニークな骨基質のアパタイト配向性

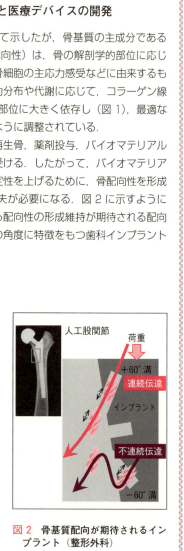

図2　骨基質配向が期待されるインプラント（整形外科）

像できるために,精力的に検討が行われているが,一部の人工臓器しか臨床化には成功していない.

7・5・1 視覚用人工臓器

加齢とともに水晶体は白く濁り,60歳代になると,初期水晶体混濁が70〜80%,進行した水晶体混濁が30%程度になる.白内障になると,水晶体を眼内レンズで置換することになる(図2・26参照).わが国での眼内レンズ移植手術件数は年間120万件にものぼり,眼科における外科手術の実に85%を占める.また,免疫拒絶が10〜20%しか起こらない角膜移植は角膜再建の最も信頼性の高い標準的な治療法であるが,わが国は深刻なドナー不足である.人工角膜に対する期待は大きいが,生体軟組織と結合しないので,実用化は容易ではない.有力な人工角膜として1992年に米国FDA承認を受けたBoston KProは,図7・14に示したようにドナー角膜を利用して,アクリル樹脂のフロントパーツとチタン製のバックプレートで挟んで移植するものであり,移植合併症の対処としてこれまでに5000例以上移植が行われた,ハイブリッドタイプである.また人工網膜は,人工的な方法で光を検出して電気エネルギーとして網膜内の神経細胞に伝達して光が感じられるようにするものであり,2013年2月に米国FDAは,人工網膜システム「ArgusⅡ」を認可した.周囲の明暗を感じとれる程度とされているが,それでもQOLの大きな向上につながると期待されている.

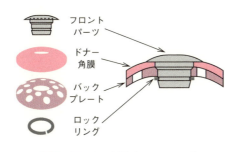

図7・14 人工角膜(Boston KPro)

7・5・2 聴覚用人工臓器

高齢化に伴いわが国の老人性難聴者は700万人ともいわれる.一般的な気導型補

聴器では十分な効果が得られない．また，先天的に外耳が閉鎖していたり，難聴性中耳炎の患者では，気導型補聴器は効果がないので，チタン素子を耳後部皮下に埋込んで音声の振動を頭蓋骨経由で内耳に伝える骨導式が有効である．1996 年に米国 FDA で認可され，わが国でも 2013 年に保険収載された．また，図 7・15 に示した人工内耳では，補聴器のような体外器で拾った音が，埋入されているレシーバーに送信され，蝸牛内に埋込まれた電極が聴神経を刺激して，信号が脳に送られて音として認識される．

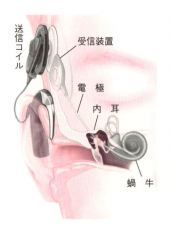 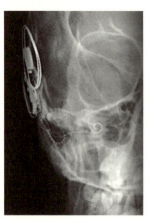

図 7・15　**人工内耳**　写真およびイラストは株式会社コクレア提供

7・6　一般外科用医療機器

ガーゼから手術ロボットまで，3000 種類以上の外科用医療機器があるなかで，材料そのものの機能が医療機器に活かされている例が多くある．

7・6・1　縫 合 糸

切開部を閉創するために古代エジプト時代に亜麻糸で縫合した記録がある．現代の縫合糸の太さは医薬品医療機器等法（薬機法）で決まっており，12-0（じゅうにぜろ）という規格が一番細く，直径は数 μm である．縫合糸には，釣り糸のように 1 本の繊維からなるモノフィラメント糸と，複数の糸を編み込んだブレイド糸（マルチフィラメント糸）がある．マルチフィラメントは，結びやすくてほどけにくいという利点を有している反面，組織内での抵抗が大きいことと，フィラメント

間で感染を起こす可能性が欠点である．材質は，絹糸，ポリプロピレン，ナイロンなどの非分解性材料と，ポリグリコール酸やポリジオキサノンなどの吸収性縫合糸がある．

7・6・2 接 着 材

　出血部分の止血などでは外科用接着材が使用される．代表的な合成接着材に，シアノアクリレートがある．アルキルシアノアクリレートの液状モノマーが生体の水分と触れるとアニオン重合により硬化する．硬化後のポリアルキルシアノアクリレートが組織よりも堅いのが欠点であるが組織への接着力は強い．また，ヒトフィブリノーゲンとヒト血液凝固第XIII因子とトロンビンを混合させて，血液凝固反応を起こさせることで，接着させるフィブリン糊が使用されている．ヒト血液製剤であるので，医療機器自体が肝炎などのウイルスに感染されていないか十分なチェックが必要となっている．ゼラチン溶液をグルタルアルデヒドで架橋して硬化させるゼラチン糊も使用されている．いずれも，課題が残る医療機器といわざるを得ないが，臨床の場で十分に活躍している．硬組織用の接着材としては，歯科用コンポジットレジン（7・4・3節参照）と類似した組成の骨セメントが広く使用されている．

7・6・3 癒着防止材

　外科的な手術をすると，術部の出血や炎症などを原因として，組織と臓器や，組織と組織などが癒着してしまうことがある．末梢神経などでは運動機能障害を誘発することがあるし，子宮などでは癒着が不妊につながる可能性がある．そこで，創部を癒着防止膜とよばれる物理膜で覆う処置をする場合が増加している．かつてはePTFE メッシュなども用いられたが，治癒後に抜去しなければならないことから，近年，ヒアルロン酸ゲル膜や酸化再生セルロース不織布が多用される．いずれも，体液を吸収する性質があり，生体分解吸収性を有している．

7・6・4 創傷被覆材

　創傷（皮膚損傷）を治療目的で被覆する材料を**創傷被覆材**（wound dressing）とよぶ．創傷被覆材の目的は，創傷の保護，細菌の侵入防御，水分蒸発抑制（保湿）により，肉芽形成や上皮化など生体の創傷治癒過程に適した環境を提供することである．素材としては，ポリウレタン膜，ポリウレタン膜の内側に親水性高分子（カ

> **先端研究**　　　　　痛みが少ない針
>
> 　皆さんも注射は嫌いに違いない．年に1度くらいなら我慢もできるが，糖尿病のために毎日インスリンを投与している患者では，大きな負担となる．そこで，先端が0.18 mmのインスリン用注射針が開発された．世界一細い34Gの針で，注射の痛みが大きく和らいでいる（図1）．
>
>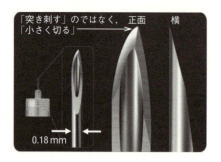
>
> **図1　痛みが少ない針**
> 写真はテルモ株式会社提供

ルボキシメチルセルロースなど）からなるゲル層をもつもの，アルギン酸やキチンなどの多糖類をスポンジ状にしたものなど，非常に多種のものが市販されている．さらに，抗菌剤が添加されたものもある．

7・6・5　腸管・胆管ステント

　血管内の血流を改善させるために血管内ステントの留置が有効であることを述べたが，同様に，閉塞した胆管や，狭窄や閉塞が起こっている小腸や大腸では，胆管ステントや腸管ステントが留置される．閉塞部を切除するなどの処置に比べて，患者への負担が少ないことから，状況によってはきわめて有効な手段となっている．

7・6・6　人 工 皮 膚

　重度熱傷などによる皮膚欠損部位の真皮の再建は容易ではない．皮弁や凍結皮膚移植などが実施されてきたが，多くの課題があり，コラーゲンスポンジにシリコーン薄膜を重層した2層性の真皮欠損用グラフト（通称人工真皮）が開発された（図7・16）．表層のシリコーンは感染防止と体液の蒸散の抑止の役割を果たす．コラー

7・6 一般外科用医療機器

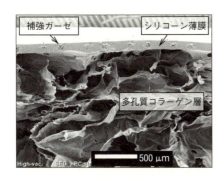

図7・16 人工真皮断面の写真
写真はグンゼ株式会社提供

ゲンシリコーン部分には，周囲の正常組織から線維芽細胞と毛細血管が入り込み，コラーゲンが徐々に分解されるとともに真皮様肉芽組織に置き換わる．シリコーン膜を取除き，再生した真皮様肉芽組織上に再生医療等製品の一つである自己培養表皮（図9・2参照）が生着すれば良いのだが，残念ながら生着率は低く，患者の正常部位からの分層植皮（表皮と薄い真皮の層）の移植を実施して皮膚組織の再建を終える．

　乳がんの切除術後のシリコーンを用いた乳房再建も保険適応されている．医療機器としては長い歴史を有しているが，安全性からシリコーンラバーバッグの中に外部に漏れ出しにくいシリコーンジェルか，生理食塩水が充填されている．シリコーンバッグがカプセル化・皮膜拘縮を受けるのを抑止することが課題である．

8

ドラッグデリバリーシステム

　薬物は体内に投与されると目的部位に働きかけて，それぞれの化学構造に基づいた機構で薬効を発現する．しかし，生体内に投与された薬物は，吸収経路をはじめとするさまざまな障壁を乗り越えなければその"目的部位"には到達できない．このような投与後の薬物の動きを「体内動態」という．どれほど高い抗がん活性を有する化合物であっても，標的がん細胞に届かなければ，効果がないどころか大きな副作用をもたらす心配さえある．薬物がどのような体内動態を示すか，これもまた，その化学構造によって決定される．すなわち，薬物には，最大の薬効と最適な体内動態を同時に実現できる化学構造が望まれるわけであるが，残念ながらそんなに都合の良い話はめったにない．このような問題を解決するシステムが**ドラッグデリバリーシステム**（durg delivery system, **DDS**．薬物送達システムともいう）である．DDSでは，薬物が最小の副作用で最大の薬効を発揮するように，その体内動態を時間的かつ空間的に制御するさまざまな工夫がなされている．

8・1　薬物の体内動態

　薬物の投与経路と体内移行経路は，図 8・1 に示したように，吸収－分布－代謝－排泄の過程からなる（血管内投与においては，吸収過程はない）．最も簡便な経口投与においては，錠剤，散剤，顆粒剤，カプセル化剤などへの加工により，処方量の一定性や飲みやすさの改善のみでなく，カプセルの溶解速度などを利用した持続効果も期待できる．胃腸管内腔への直接作用を目的とする薬物は別として，全身作用を目的とする薬物は，胃，小腸，大腸の消化管粘膜を透過して吸収された後に血液循環系に移行する．基本的には食物の吸収経路と同じで，それぞれ異なった

静脈系を経て，すべて門脈に集まって肝臓に導かれる．その結果，肝臓の強い代謝活性によって薬物はある確率で分解されても，十分な薬効は期待できない．この現象は，"肝初回通過効果"（hepatic firstpass effect）とよばれ，経口投与における大きな障壁である．これに対して，口腔内・舌下投与，鼻腔内投与，直腸投与（坐

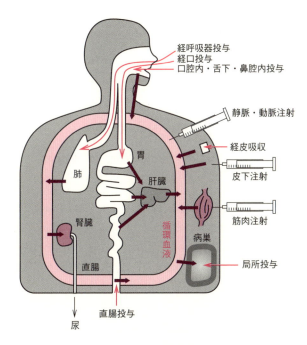

図 8・1　主な薬物動態経路

剤）の場合には，図中の矢印が示すように肝臓を通過せずに，直接，体循環系に移行するので薬物に対する肝初回通過効果を回避でき，分解されやすい薬物にも適応可能な投与経路である．

一方，皮下注射や筋内注射された薬物が体循環系にのるためには，投与部位周辺の毛細血管壁を通過して血管内に移行しなければならない．軟膏やテープ剤により経皮的に投与された薬物が体内に吸収されたときにも同じ問題が生じる．逆に，血中に分布した薬物が組織中に分布する場合にも血管壁の透過性が問題となる．ひとくちに血管壁の通過といっても単純ではない．最も一般的な血管壁の構造は，筋肉，肺，皮下組織，粘膜組織に広く分布する連続内皮構造（continuous endothelium,

図8・2a）である．血管内皮細胞間が密に接合しているので最も物質透過性が低い．さらに，その外側にはコラーゲンやプロテオグリカンなどの細胞外マトリックス成分からなる基底膜（basement membrane）が存在している．半径数 nm の小孔（図

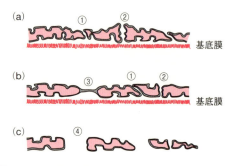

図8・2 **血管壁の構造** (a) 連続内皮，(b) 有窓内皮，(c) 不連続内皮

中①）が細胞間に多く存在することが知られており，低分子量物質なら透過できるが，高分子量物質の透過性はきわめて低い．さらに，数十 nm の大きな通路（図中②）が細胞を貫通する形で存在するとされているものの，その数が少ないために薬物透過への寄与はあまり期待できない．一方，小腸や腎臓の毛細血管壁は，有窓内皮構造（fenestrated endothelium，図8・2b）とよばれる半径 30 nm 程度のフェネストラ（窓）構造（図中③）が存在する構造である．フェネストラにはダイヤフラムとよばれる小孔を有する膜構造があり，低分子量物質のみの透過が可能である．腎臓の糸球体では，有窓内皮層ではなく基底膜がろ過膜として働いて，アルブミン（分子量約 6 万）などの高分子量物質の漏出を防いでいる．また，肝臓，脾臓，骨髄には不連続内皮構造（discontinuous endothelium，図8・2c）の毛細血管が分布している．この毛細血管は基底膜を欠いており，さらに，内皮細胞間は 1 μm にも及ぶ開口部（図中④）が存在するので，高分子量物質のみならず微粒子性の物質さえも血管外に漏出する．上述のような生体の複雑な構造を回避して，あるいは，うまく利用して，DDS の目的を達成しなければならない．

8・2　DDS のための基本要素

図8・3 に，DDS における 4 つの基本的要素を示した．図8・3(a) は，薬物徐放化システムの概念である．マトリックスに包含させた薬物を時間とともにゆっく

りと放出することで，周囲病巣に対する治療効果の持続，および，血中移行後の持続的全身効果を図る．水溶性の高分子により薬物を修飾した場合には，その見かけの分子量が増大し，血管壁の透過性が大きく減少する．特に，腎臓におけるろ過効率が減少して，血中からの消失が抑制されるので，血中滞留時間が延長される（図8・3b）．後述する受動ターゲティングやEPR効果では，このサイズ効果の寄与がきわめて大きい．図8・3(c)は皮膚組織や粘膜組織における吸収速度の制御を表している．進入した有害物質から私たちの体を守る役割を果たす皮膚や粘膜は，薬物にとって大きなバリヤーとなる．そこで，脂溶性に富む物質などで薬物を修飾して吸収を促進し，皮膚や粘膜組織を透過した後に，修飾基がはずれて薬効を発現することが望ましい（8・5節参照）．

図8・3(d)は，標的組織と高い親和性を有する抗体などの標的素子を利用して薬物を特定の細胞や組織に集積させようとするアクティブターゲティング（能動

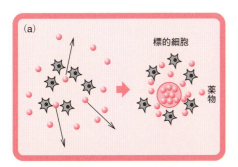
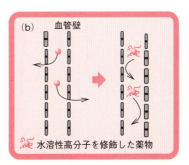
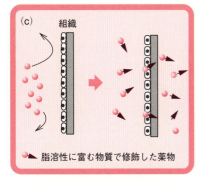
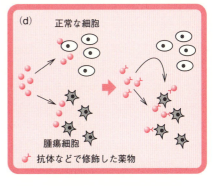

図8・3 DDS（薬物送達システム）の主な目的 (a) 徐放化，(b) 血中寿命延長，(c) 吸収制御，(d) 標的指向化

ターゲティング）であり，19世紀にすでに提唱されていた手法である．近年，作製が容易となったモノクローナル抗体や細胞表面レセプターの利用が多く検討されているが，残念ながら優れた成果を得るにはもう少し時間がかかる．以上の4つの要因を組合わせることで，薬物の複雑な体内動態を制御するDDSの構築が可能となる．

8・3 徐放型DDS

薬物の徐放化は，**コントロールドリリース**（controlled release），あるいは，**持続放出**（sustained release）とよばれ，担体として，生体吸収性高分子のほか非吸収性の高分子材料や無機物質なども用いられる．図8・4には，経口投与や経皮投与などの吸収過程を含む経路により投与された薬物の一般的な血中濃度推移の様子

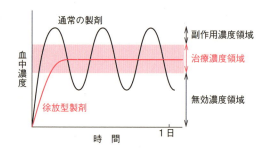

図8・4　血中薬物濃度の推移

を示した．通常の製剤では，投与後時間とともに薬物の血中濃度が上昇し，その後速やかに減少する．一般的に，それぞれの薬物には特有の"治療濃度領域"があり，これ以下は"無効濃度領域"，逆に，これ以上は"副作用濃度領域"となる．薬物濃度をこの"治療濃度領域"内に保つには1日数回の投与が必要であり，投与量によっては副作用が発現することも多い．このような「山形」のプロフィールを示すのは，投与部位からの薬物の吸収および血中移行の速度と，血中に入った後の消失速度（たとえば尿中排泄速度など）の大小関係に基づく．これに対して徐放型製剤では，血中濃度の上昇速度が緩やかであり，理想的には，徐放化速度（吸収速度を含む）と排泄速度がつり合った場合に定常状態となり，目的とする"治療濃度領域"内の濃度を維持することができる．

代表的な製剤は，避妊を目的としたノルプラント™である．プロゲステロンを

含有する細いシリコーンロッドを上腕の皮下に埋入しておくと，約5年間の長期にわたって避妊効果がある．さらに，妊娠を希望する場合にはロッドを取出せばよい．微粒子状の剤型では，皮下や筋内，あるいは病巣部位に直接注射することも可能である．たとえば，酢酸リュープロレリンを含有したポリ(乳酸–グリコール酸)(PLGA) 微粒子（平均粒子径約 20 μm）の場合，約 20 週にわたって一定の薬物血中濃度を維持することが知られている（図8・5）．

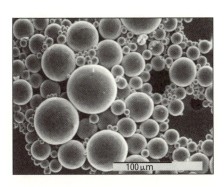

図 8・5　W/O/W エマルション法により作製した生体吸収性マイクロスフェアの電子顕微鏡写真　写真は武田薬品工業株式会社提供

8・4　吸収制御型 DDS

皮膚局所での炎症などに対する薬効を目的とした製剤は古くから用いられ，軟膏剤，パップ剤，硬膏剤などがある．半固形状の軟膏剤としては，紀元前 3000 年以上も前に樹脂やロウなどを膏薬として用いた記録もある．皮膚を介して吸収された薬物による全身作用を期待した**経皮吸収システム**（transdermal therapeutic system, **TTS**）が工業化された DDS の最初の例で，米国の Alza 社は，乗物酔いに対する薬物であるスポコラミンを配合した TTS を開発した．従来，スポコラミンは経口投与されていたが，口渇，めまい，眠気，などの副作用が強いうえに作用持続時間が短い欠点があった．そこで，厚さ 2 mm の多層フィルムを用いた剤形を耳の後ろに貼付することで，3 日間の持続放出を可能にした．また，狭心症発作の予防を目的として，ニトログリセリンや硝酸イソソルビドを徐放する Transderm-Nitro™ を開発した（図 8・6）．薬物貯蔵層（シリコーン油）に含有された薬物は薬物放出制御用高分子膜（エチレン–酢酸ビニル共重合体）と接着層を通して，ほぼ 24 時間，持続的に薬物が放出されて吸収される．皮膚組織から吸収されにくい薬

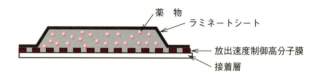

図 8・6　経皮吸収製剤 Transderm-Nitro™ の構造

物では, ジメチルスルホキシド (DMSO) や 1-ドデシルアザシクロヘプタン-2-オン (Azone™) などの吸収促進物質が併用される.

8・5　プロドラッグ

　薬物の化学修飾は, その吸収効率の上昇や副作用の軽減をもたらす有効な手段である. 化学修飾によって薬効が低下したり消失することさえあるが, 投与後に, 作用部位で元の薬物 (親薬物) の構造を回復して薬効を発現すればよい. このような修飾薬物を**プロドラッグ** (prodrug) とよぶ.

　抗がん活性をもたないドキシフルリジンは, 腫瘍内に多く存在する酵素 (ピリミジンヌクレオシドホスホリラーゼ) の働きにより抗がん活性の高い 5-フルオロウラシルに変換されるので, 正常細胞への影響を抑えたうえで, 高い抗がん活性を発揮する ((8・1)式).

$$\text{ドキシフルリジン} \xrightarrow{\text{ピリミジンヌクレオシドホスホリラーゼ}} \text{5-フルオロウラシル} \quad (8・1)$$

　可溶性高分子による薬物修飾の歴史は古く, 1975 年にはその概念を統合したモデルが H. Ringsdorf によって提案された (図 8・7). キャリヤ高分子と薬物, それらをつなぐ分解性スペーサー, 標的指向化分子および可溶性などを付与する修飾基から構成されるこの修飾体は**高分子化医薬** (polymeric drug) とよばれ, 薬効の持続と副作用の軽減が期待される. 高分子化医薬のうち, キャリヤ高分子に結合した状態では薬物は不活性で, 生分解性結合が切断され親薬物に戻ることで初めて薬効

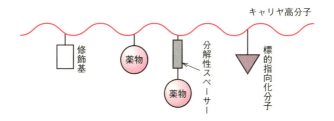

図 8・7　高分子化医薬の構造（Ringsdorf モデル）

を発現する場合には**高分子プロドラッグ**（polymeric prodrug）とよばれる．

8・6　薬物の血中濃度変化

　静脈内に投与された薬物の血中濃度は時間とともに減少し，この減少パターンをうまく説明できる **2-コンパートメントモデル**が提唱されている．血中から薬物を移行する先として 2 つのコンパートメントが設定され，一つは双方向の物質移行，もう一つは一方通行となっている（図 8・8）．それぞれ，血管外の組織と排泄をイメージさせるコンパートメントである．このモデルに従うと，時間 t における血中

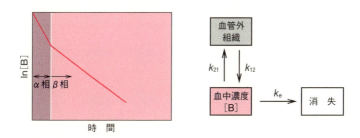

図 8・8　2-コンパートメントモデル

濃度 $[B]_t$ は，コンパートメント間の 3 つの物質移行速度定数を用いて (8・2) 式のように表される．

$$[B]_t = \frac{(\alpha - k_{21})[B]_0}{\alpha - \beta} e^{-\alpha t} + \frac{(k_{21} - \beta)[B]_0}{\alpha - \beta} e^{-\beta t} \qquad (8・2)$$

ここで $[B]_0$ は $t=0$ での血中の薬物濃度であり，$\alpha + \beta = k_{12} + k_{21} + k_e$，$\alpha\beta = k_{12}k_{21}$ である．$[B]_t$ が 2 つの指数関数の和であることから，時間と $\ln[B]$ の関係は 2 つの直線で近似できる（α 相と β 相）．一般的には，物質の血中半減期は β 相での半

減期を指す.

　水溶性高分子をキャリヤとする高分子化医薬の場合には，血管壁の透過性の影響で体内動態が劇的に変化する．図8・9は，広くキャリヤとして用いられいているポリエチレンオキシド（PEO）とデキストランに加えて，ポリビニルアルコール（PVA），プルラン，およびゼラチンのβ相での血中半減期を示した．分子量が数千の領域では，いずれの高分子の血中半減期も10分間程度であるが，分子量が3万以上になると急激に上昇し，高分子の種類による大きな差異が認められる．球状タンパク質の尿中排泄においては，分子量約6万（およそ，血清アルブミンの分子量）に閾値があるとされているが，高分子水溶液中での広がりがタンパク質より大きいために分子量約3万に閾値が存在する．血中に投与された水溶性高分子の血中からの消失の主要因は腎臓の糸球体ろ過であり，その尿中排泄速度定数はいずれの水溶性高分子でも分子量約3万以上で急激に低下する．尿中排泄速度が同程度であるにもかかわらず，その血中寿命が10倍以上も異なる原因は，これらの高分子の臓器移行性の違いである．血中半減期が比較的短いデキストランやプルランの場合には肝臓に蓄積する割合が高く，特にプルランは，体内残留量の約80％が肝臓に集積する．

　薬物やタンパク質などの修飾に広く用いられているポリエチレンオキシドは最も血中滞留時間が長い高分子であるが，1分子中にヒドロキシ基が2つしか存在しな

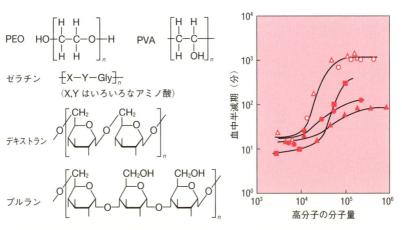

図8・9　さまざまな水溶性高分子の血中半減期　○：PVA，△：PEO，■：ゼラチン，●：デキストラン，▲：プルラン

いために Ringsdorf モデルに示されたペンダント型高分子化医薬のキャリヤとしては利用できない．それに対して，同程度の血中半減期のポリビニルアルコールは多くのヒドロキシ基を有するので，マルチファンクションキャリヤとして有用である．ポリエチレンオキシドやポリビニルアルコールは，臓器蓄積率が低いだけでなく，血球成分との相互作用もきわめて低い．

腎糸球体におけるろ過では，分子量に加えて電荷も大きな影響を及ぼす．糸球体のろ過装置は負に帯電しているために，静電的斥力により負電荷を帯びた物質のろ過効率が低下する（1・8・6 節参照）．そのために，さまざまな割合でスルホ基あるいはジエチルアミノ基を導入したデキストランの血中半減期は，導入電荷密度の影響を大きく受ける（図 8・10）．アニオン化されたデキストランは，血中寿命が長く，一方，カチオン化されたデキストランは肝臓や脾臓の細網内皮系組織に速やかに取込まれるために，その血中寿命が短い．実際に，Ringsdorf モデル型高分子

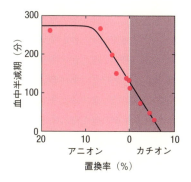

図 8・10 電荷を有するデキストラン誘導体の血中半減期

化医薬のキャリヤとして最も広く検討されているデキストランの場合では，カルボキシメチル基などを導入した弱電荷型デキストランが用いられる．

8・7 受動ターゲティング

標的指向性分子を用いて目的の細胞や組織へと薬物を誘導する能動ターゲティングの概念は明解であるが，**受動ターゲティング**（passive targeting）は少しわかりにくいかもしれない．生体が備えている異物処理機構や，解剖学的・生理学的特性に基づいて，薬物が自然と標的部位に誘導されるような投与剤型システムを受動ターゲティングとよぶ．

受動ターゲティングの具体例としては，1980 年代に提唱された **EPR 効果**（enhanced permeation and retention effect) があげられる. これは, 高分子量物質が受動的に腫瘍部位へ蓄積・滞留する現象である. 一般的に, 高分子量物質は正常な血管壁からは漏出しないが, 固形腫瘍組織周辺では血管壁の物質透過性が亢進しているので, 比較的高分子量の物質も漏出しやすい. また, 血中滞留性が高い (AUCが大きい) ときに腫瘍組織に多く蓄積する. さらに, 腫瘍組織では, 漏出した物質を回収するためのリンパ系が未発達であるので, 消失速度が小さく組織周辺に滞留することも EPR 効果に寄与している.

口腔内投与や直腸投与による肝初回通過効果の回避 (8・1 節参照) や, 局所投与後の吸収速度の利用, さらに, 次節で取扱う微粒子状キャリヤを用いた細網内皮系組織へのターゲティングも, 受動ターゲティングの例である.

8・8 微粒子状キャリヤ

微粒子状のキャリヤは, 大量の薬物を, 化学修飾なしに直接包含することができ, 高分子微粒子 (高分子マイクロスフェア, 5・9 節参照), 脂質分子の集合体 (リポソーム, 図 1・8 参照), リピッドマイクロスフェア, 高分子ミセル (図 5・22 参照) などがある. 大きなサイズ (数十 μm～数百 μm 程度) の高分子微粒子は, 注射により血管外に投与され, その部位での薬物の徐放化を行うことが多い. がん組織の支配動脈 (がん組織に栄養を供給する動脈) に投与して血管を詰まらせ, さらに, 抗がん剤を徐放化する化学塞栓療法では, このような大きな微粒子を血管内に投与することもある. 小さな高分子微粒子, および, その他の微粒子状キャリヤは, 主に血管内投与を目的としており, 投与後は, 微粒子状キャリヤ特有の体内動態を示す. マウスの尾静脈内に投与した場合, 10 μm 以上の微粒子は物理的な塞栓によって肺に, 10 μm 以下になると徐々に分布場所が肝臓に変化し, 4 μm～0.2 μm 程度の微粒子はほとんどが肝臓に分布する. 一方, 肝臓への微粒子蓄積の原因は, 細網内皮系 (reticuloendothelial system, RES) 組織である肝臓の血管内腔に存在するクッパー細胞 (Kupffer cell) が微粒子を貪食するためである. 脾臓も肝臓と同様に RES 組織であるために, 少量ではあるが投与された微粒子が集積する. 0.2 μm 以下の微粒子では, その表面特性の影響を大きく受け, 疎水性の微粒子は肝臓に分布し, 親水性表面を有する微粒子は, 比較的血中寿命が長く, 界面活性剤でコートした粒子径 0.08 μm のポリスチレンラテックスでは, EPR 効果による腫瘍組織への集積も報告されている.

レシチンを分散剤として水層中に大豆油を乳化させた直径約 0.2 μm の O/W エ

マルション (oil in water emulsion) は，**リピッドマイクロスフェア** (lipid microsphere) とよばれ，プロスタグランジンやステロイド剤などの脂溶性薬物の投与に効果的とされている．

8・9　臓器および組織へのターゲティングの例

　肝臓では，その特有の組織学的構造を利用した受動ターゲティングと，構成細胞の表面レセプターを利用した能動ターゲティングが可能である．肝臓へ流れ込む血液の 70％ は消化管の下流にある門脈から供給され，肝動脈と合流して中心静脈へと注ぐ．中心静脈から放射状に伸びた洞様毛細血管の血管壁が不連続内皮であるために，分子量の大きな物質も肝細胞と接触できる．一方，肝臓の全細胞の約 70％ を占める肝実質細胞は，その表面にガラクトース残基を認識するレセプターを有しているので，ガラクトースで修飾した高分子化医薬は肝細胞に集積する．また，プルランのような肝指向性の高いキャリヤを用いることも有効な手段である（8・6 節参照）．

　脳の構造はきわめて特異的である．脳の組織中を網の目状に分布している毛細血管の血管壁を構成する内皮細胞間の結合は強固で，小胞輸送も少なく，最も重要な器官である脳を外部侵入物質から効率良く守っている．血液脳関門 (blood brain barrier, BBB) とよばれるこのバリヤーを通して薬物を脳へ送達するためには，疎水性の向上が有効である．疎水化修飾した薬物が脳内へ移行し，脳内で酸化されて親水化し，血中への逆戻りを抑制することで脳内薬物濃度を上昇させるケミカルデリバリーシステムも検討されている．また，インスリンやトランスフェリンなどのタンパク質を能動的に取込むシステムを利用した能動的脳内ターゲティングも期待される．

　リンパ組織はがんの転移の経路ともなるため，薬物ターゲティングの重要な標的である．一般的に，血管外組織に分布する高分子量物質や脂溶性の高い物質はリンパ系を介して回収されるので，薬物にこのような特性を付与するとリンパ組織ターゲティングが達成できる．

9

再 生 医 療

　再生医療 (regenerative medicine) とは，失われた身体機能を取戻すために，幹細胞などを積極的に利用して組織や臓器等を再生させる治療法であり，難治性疾患や重篤疾患に苦しむ患者の根治療法や QOL 改善が得られると期待されている．ある程度の大きさのすり傷や切り傷は時間とともに治癒するが，たとえ皮膚組織でも大きな損傷を受けると，もはや正常に修復されることはない．また，器官（臓器）が受けた損傷の治癒はさらに困難である．このような大きな損傷は，従来，人工臓器や臓器移植によって治療されてきたが，いまだに課題も多い．人工臓器では，材料に対する生体反応の制御が不十分であり，長期にわたって生体器官の機能をすべて代替することは困難である．また，臓器移植では，ドナーの不足や免疫反応による拒絶反応に加えて倫理的な問題も残る．生体や細胞が備えている増殖・再生能力を活用することでこのような大きな損傷の修復を目的とする再生医療が，人工臓器や臓器移植ともに一般的な治療法となる日を目指して精力的な研究が進められている．

9・1　その歴史と戦略

　再生医療には，図 9・1 に示したようなさまざまな戦略がある．再生医療のルーツは，1988 年に米国で提唱された**組織工学** (tissue engineering) と考えてよい．表 9・1 に示したように，マトリックスと細胞とを融合させるアイデアは，1980 年頃から皮膚組織の再建を目的として検討されていた．フィーダーレイヤー (feeder layer) とよばれる細胞層の上で表皮組織が重層化することを利用した培養表皮シートが作製され，続いて，真皮の再生や，コラーゲンゲルと線維芽細胞，表皮細胞を

が再生され，組合わせた皮膚の再生が相次いで報告された．その後，組織が再生する空間をマトリックスによって確保することで，歯周組織，末梢神経，顎堤が再生され，**組織再生誘導**（guided tissue regeneration, GTR）と名づけられた（図 9・1 ①）．GTR は，生体内の細胞の増殖能力をそのまま利用する戦略である．

1991 年，R. Langer らは，ポリグリコール酸（PGA）の不織布にヒト軟骨細胞を播種し，ヌードマウスの皮下に埋入することで，軟骨組織を作製できることを報告

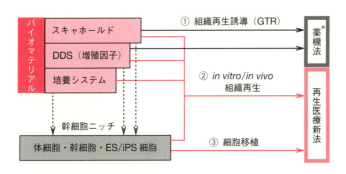

図 9・1　いろいろな再生医療　＊ 医薬品医療機器等法のこと（12・1 節参照）

表 9・1　再生医工学の進歩

年	内容
1981 年	自己培養表皮の臨床応用（米国・Green）
1982 年	歯周組織・末梢神経の再生
1988 年	米国で「組織工学」ワークショップ開催
1989 年	顎堤の再生
1991 年	軟骨の再生（動物実験）
1994 年	関節軟骨再生の臨床応用
1996 年	わが国で「再生医工学」プロジェクト開始
1998 年	ヒト ES・EG 細胞の分離
2000 年	ポリ乳酸製再生型血管の臨床利用（東京女子医科大学・新岡）
2006 年	マウスの iPS 細胞の発表（京都大学・山中）
2007 年	ヒト iPS 細胞の発表（京都大学・山中）
	自己培養表皮，日本で製造販売承認（J-TEC）
2012 年	自己培養軟骨，日本で製造販売承認（J-TEC）
2013 年	ポリ乳酸製神経再生誘導チューブ，日本で製造販売承認（東洋紡）
	加齢黄斑変性に対する iPS 細胞由来網膜上皮細胞移植の臨床研究開始（理化学研究所）
2014 年	再生医療新法の施行
2015 年	ハートシート，日本で製造販売承認（テルモ）
	テムセル HS 注，日本で製造販売承認（JRC ファーマ）

した．用いたポリグリコール酸不織布は"スキャホールド"（足場材料）とよばれ，再生が困難と考えられていた軟骨組織を対象にしたことや，同様の手法が，肝臓，腸，尿管，骨などへ展開できる可能性を示唆したことで，世界的な注目を集めた（図9・1②）．このように，再生医療では，用いる細胞の種類やその単離・増殖法，機能性スキャホールドの選択，そして，組織構築技術が重要な要素となる．

一方，**細胞移植**（cell implantation）とは，マトリックスを利用することなく体外に取出した細胞を欠損部位に注入する方法である（図9・1③）．古くは輸血や骨髄移植がある．1994年に患者の膝関節から採取した軟骨細胞を培養によって増幅し，その細胞分散液を膝関節の軟骨欠損部に注入することで，関節軟骨が再生できることが示された．異種動物の細胞を移植する場合には，細胞を免疫隔離膜で包込む試みが進められてきた．免疫隔離膜とは，移植された細胞を患者の免疫担当細胞や抗体などから守る働きをする．その性能はまだ完全ではないが，ブタのランゲルハンス島を用いた"バイオ人工膵臓"がある．そのほか，ドーパミン分泌細胞を移植することによるパーキンソン病の治療などが，精力的に検討されている．

9・2 スキャホールド材料

細胞を空間的・階層的に配置したり，生体組織様の血管系までも含めて三次元的に再構築することはまだ不可能に近い．細胞の三次元再構築における重要な課題は，再生の場（環境）の構築である．生体内の細胞は，細胞外マトリックス（ECM）の上，あるいは，それに囲まれて存在している．再生医工学における**スキャホールド**（scaffold）の目的は，生体内に類似した環境を人工的に構築することであるので，このようなECMの利用が有効である．実際に，初期に試みられた皮膚組織の再建では，ECMの主成分であるコラーゲンが用いられている．コラーゲンなどは，一般的に分解が速いので，グルタルアルデヒド，などの化学架橋剤を用いて不溶化して用いられることが多い．これらの生体由来物質がその機能性に期待される一方で，化学架橋剤が生体に与える影響のほか，抗原性や，ウイルスやプリオンに代表されるような異物混入の問題も解決すべき課題として残る．

そこで生体吸収性外科用縫合糸などとして利用され，高い安全性と優れた力学的特性が確認されているポリ乳酸（PLA）やPGAが選択された．これらの合成材料には，コラーゲンのような細胞に対する高い親和性や，組織再生を積極的に亢進させる性質などの生物学的な機能性は期待できない．そこで，骨との接着性が良いハイドロキシアパタイトやリン酸カルシウムをポリ乳酸と複合化した合成スキャホー

ルドや，細胞接着タンパク質やペプチドなどで修飾した細胞親和性の合成スキャホールドも開発が進んでいる．また，再生した組織では毛細血管網の再構築も重要な課題である．複雑な三次元構造を有している組織，あるいは，代謝活動が活発な組織の場合には，十分な栄養と酸素の供給が必要となるため血管系の再構築を誘導できるスキャホールドの開発が今後の大きな課題である．

9・3　再生医療に用いる細胞

　3・3節で解説したように，再生医療で用いる細胞にはさまざまな候補がある．自己細胞が望ましいが，患者から比較的容易に単離できるのは，皮膚組織の細胞や血球細胞，あるいは骨髄細胞くらいである．他の細胞の場合，生体から組織を取出して酵素処理で単離する間にかなりの損傷を受ける．また目的とする細胞だけを取出す（純化する）には，細胞を細胞表面に特異的な蛍光標識抗体と反応させて，電気的にセルソーターで取出すフローサイトメーター（flow cytometer）や，磁気ビーズで細胞を標識して分離するMACSシステムなどが簡便かつ有用な手段として広く普及している．また，少量の単離細胞を大量に培養する必要もある．10^8個程度に細胞を増やすには一般的な単層静置培養でも可能であるが，大きなボトルの内壁全面に細胞を付着させるローラー培養装置や，ゼラチンなどでできた微粒子をマイクロキャリヤとして表面に細胞を付着させて培地に浮遊させて培養するようなバイオリアクターが必要となる．

　再生医療に用いる細胞は，必ずしも外部から体内に注入・移植する必要はない．かつては，心筋細胞や脳神経細胞などは，再生能力がないとされてきたが，近年，これらの組織も再生能力を有していることが明らかとなってきた．したがって，生体内に存在する組織幹細胞が増殖して組織再生が誘発されるように，スキャホールドや分化増殖因子などの投与でニッチ環境を再構築することも有効であり，安全で早期の臨床化が可能な戦略と期待されている．

9・4　再生医療等製品

　現時点で再生医療等製品（12・2節参照）に該当する製品は4つである（表9・2）．自己培養表皮（図9・2）は，米国Green博士らの手法が国内で承認されたものであり，自己軟骨由来組織は，患者自身の軟骨細胞をペレット状に培養して，患者自身に移植するものである．これら2件の認可は再生医療新法施行前であったため，当時は医療機器として認可された．ヒト骨格筋由来細胞シートは，重症心筋症

表9・2　現在承認されている再生医療等製品

一般名	由来	商品名	承認取得者	承認年
自己培養表皮	ヒト(自己)	ジェイス	(株)ジャパン・ティッシュ・エンジニアリング	2007年*
軟骨由来組織	ヒト(自己)	ジャック	(株)ジャパン・ティッシュ・エンジニアリング	2012年*
骨格筋由来細胞シート	ヒト(自己)	ハートシート	テルモ(株)	2015年
骨髄由来間葉系幹細胞	ヒト(同種)	テムセルHS注	JCRファーマ(株)	2015年

＊　認可時は医療機器(再生医療新法施行前の認可)

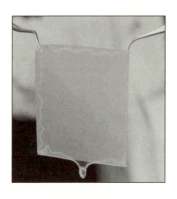

図9・2　**自己培養表皮**　写真は株式会社ジャパン・ティッシュ・エンジニアリング(J-TEC)提供

患者に対して大阪大学で2006年より臨床研究が始まった細胞シート移植システムが認可されたものである．テムセルHS注は，造血幹細胞移植後に発症する重篤な合併症である急性GVHDに対する治療効果があると米国で実施されたシステムであり，2003年に日本に技術導入され，2015年に認可された．現在，唯一の"他家"細胞再生医療等製品である．

9・5　細胞移植

再生医療新法で分類されているように，iPSやES細胞の移植は高リスクと考えられているので，研究者は十分慎重に研究を進めている．幹細胞から機能細胞を分化誘導することは可能であるが，それを三次元構造体の組織や臓器に再構築するのはきわめて困難である．したがって，最も可能性の高い幹細胞移植医療の一つとして，幹細胞から作製した血小板の移植が期待されてきた．白血病をはじめとする疾患の治療では血小板数の制御が困難となることが多く，重要なターゲットであるものの，その実用化にはまだ時間がかかる．

先端研究　　　スフェロイドと細胞シート

　治療を目的とした細胞移植が精力的に検討されており，細胞懸濁液を注射器で患部に注入する手法が主流である．肝細胞を細胞接着性の低い基材上で培養すると"スフェロイド"とよばれる小さな凝集構造を形成すること，また，この凝集構造は肝細胞の機能を高度に維持することが見いだされている．そこで，細胞懸濁液ではなく，スフェロイド懸濁液を患部に注入する検討がなされている．また，患部に"細胞シート"を貼り付けるという戦略も注目されている．

　通常の細胞培養では，細胞はポリスチレンなどの培養皿に細胞接着タンパク質を介して接着している．この細胞を培養皿から剥がすには，トリプシンなどのタンパク質分解酵素によって細胞接着タンパク質を分解して細胞を脱着するが，細胞はバラバラになってしまう．比較的疎水性の表面には細胞が接着しやすいが，親水性表面には接着しにくい．温度応答性高分子である PNIPAAm（5・8 節参照）を固定化した培養皿では，LCST である 32 ℃以下に温度を下げると表面が疎水性から親水性へと変化する．このため，37 ℃で細胞を接着させた後，低温にすると，表面が親水性となり，細胞が細胞接着タンパク質ごと剥離し，シート状に回収できる（図 1）．この"細胞シート"は重層化することも可能であり，細胞機能が高く維持されているため移植後の生着率も良い．2007 年から患者の骨格筋芽細胞シートを重症心疾患患者の心臓に直接貼付する臨床研究が開始され，2015 年には再生医療等製品として薬事承認され，2016 年からは保険診療が始まっている．

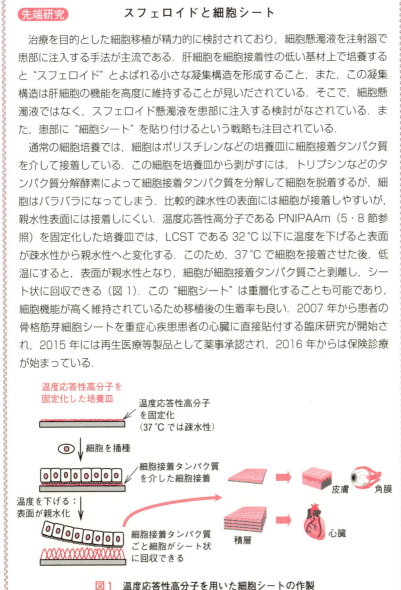

図 1　温度応答性高分子を用いた細胞シートの作製

2014年9月,理化学研究所(神戸)では,患者自身のiPS細胞から分化誘導した網膜色素上皮細胞(retinal pigment epithelium cells, RPE細胞)を用いた滲出型加齢黄斑変性の治療に関する臨床研究を開始した.さらに,2017年にはHLA(免疫のタイプ)を合わせた他家iPS細胞を用いた同様の臨床研究を開始した.

中リスクとされている細胞移植で代表的な治療法は,自己由来間葉系幹細胞(自己MSC)を用いた虚血性疾患の治療である.移植された自己MSCが産生する調節因子により血流の改善などの効果が現れていると考えられているが,いまだ,詳細なメカニズムは解明されていない.

10 バイオマテリアル研究に必要な解析技術

バイオマテリアル研究においては，合成した化合物の同定，それらの各種物性測定や形状の観察，生体成分との相互作用の解析，生体側応答の評価など，さまざまな分析・解析技術が必要となる．この章では，それらのうち代表的なものについて，どのような情報が得られるのかについて概説する．

10・1 分子構造解析
10・1・1 質量分析（MS）

質量分析（マススペクトル，MS）は，分子やそのフラグメントをイオン化し，磁界や電界の中を飛行させ，質量電荷比（m/z）（m：質量，z：電荷数）により分離して補足し，その分子質量（m）を決定する分析手法である．

イオン化の手法は，電子イオン化（EI）法，高速電子衝撃（FAB）法，エレクトロスプレーイオン化（ESI）法，マトリックス支援レーザー脱離イオン化（MALDI）法などが使用されている．低分子の構造解析には，分子イオンピークとフラグメントイオンピークが観測される電子イオン化（EI）法や高速電子衝撃（FAB）法が一般的であるが，高分子のイオン化は低分子ほど容易ではない．**マトリックス支援レーザー脱離イオン化飛行時間型質量分析法**（MALDI-TOF-MS）は，田中らによって開発されたイオン化法（2002年ノーベル化学賞）をもとにした質量分析法である．これにより，それまで測定が困難であった高分子化合物，特に生体高分子の質量分析が可能となった．

合成高分子には分子量分布があり，それを反映して繰返し単位の間隔をもつ多くのピークが観測される．分子量の決まったDNAやタンパク質の解析では，基本的

に単一のピークが得られ，有効な同定手段となる．MS は，少々の夾雑物存在下でも検出が可能であり，生体試料中や反応後の試料中に，目的物が含まれているかどうかを検出するのに有効である．

10・1・2　核磁気共鳴スペクトル（NMR）

^{1}H，^{13}C などの原子核は，ゼロ以外の核スピン量子数 I（^{1}H，^{13}C では $I = 1/2$）と磁気モーメントをもち，微小な磁石とみなせる．これを磁場内におくとゼーマン分裂により $2I + 1$ 個（$I = 1/2$ であれば 2）のエネルギー状態をとり，このエネルギー差に相当する電磁波を照射すると共鳴が起こる．この共鳴周波数は，注目している原子の電子状態（化学結合状態）により変化する（化学シフト）．これを利用して，原子の結合状態の情報を得るのが**核磁気共鳴**（nuclear magnetic resonance, NMR）スペクトル測定である．重水素化溶媒（$CDCl_3$ など）に試料を溶解し，サンプルチューブに入れて強力な磁場中で測定する．このため強力な磁石が必要であり，液体ヘリウムなどで冷却した超伝導磁石が使用されている．

自然界の水素はほとんどが ^{1}H（プロトン）であり，水素はほとんどの有機化合物に含まれているため，^{1}H を核種とした核磁気共鳴分光法（^{1}H NMR）は，有機化合物の構造決定に絶大な力を発揮する．^{1}H NMR で得られる主要な情報は，化学シフト，積分比，多重度（分裂度）である．化学シフト（ピーク位置）はその ^{1}H の磁気的環境を，積分比（ピーク面積）は存在比を表す．注目している ^{1}H と，それが結合している炭素の 1 つ隣の炭素に結合している ^{1}H が磁気的に非等価な場合，スピン-スピン結合（カップリング）が起こり，注目している ^{1}H のピークは，隣接する水素の数を n とすると $n + 1$ 個に分裂し（$n + 1$ 則），これが多重度として観測され，隣接する水素数がわかる．

^{13}C の天然存在比は ^{12}C の 1.1 % で，かつその NMR 感度が ^{1}H の 1.6 % にすぎないため，全体としては，^{13}C の感度は ^{1}H の 1/5700 である．このため ^{13}C NMR では ^{1}H NMR よりも多くの試料と測定時間（積算回数）を要する．しかし，^{1}H と同様，注目している炭素に結合している原子数やその種類による化学シフトが観測されるため，^{1}H NMR だけでは判別が難しい有機化合物の構造解析に非常に有効である．その他の NMR 活性な核種（^{15}N，^{19}F，^{31}P など）も測定が可能であるが，存在比と感度はさらに低く，これらの元素を含む物質の特殊な測定にのみ使用される．

固体状態の試料も NMR の測定が可能である．固体 NMR では，分子の運動性が制限されているため，溶液に比べて線幅が広がる傾向があり，CP/MAS（cross polarization/magic angle spinning）という技術で精度を高めている．分子構造を特定するというより，既知の化学構造をもつ材料における分子のコンホメーション，集合構造，分子運動性，異方性・対称性に関する情報を得るのに活用される．

10・1・3 赤外吸収スペクトル（IR）

赤外吸収分光法（infrared（IR）spectroscopy）では，赤外領域の光を試料に照射し，その吸収を測定することにより，化合物中に含まれる結合に関する情報を得ることができる．これは，原子間の結合が赤外領域の電磁波により共鳴振動することを利用している．たとえば，カルボニル基（C=O）は 1540～1870 cm^{-1}（cm^{-1} は波長の逆数（波数）で，カイザーと読む）に強い吸収を示す．一般に，有機化合物の IR スペクトルは複雑であり，この情報だけで分子構造を決定することは困難であり，ある程度構造がわかっている物質や材料の反応後の分析などに有効である．

測定は，粉末試料を KBr 粉末と混合して錠剤に成形する（KBr 錠剤法），油状物を KBr 板などに塗り付ける，溶液試料をセルに入れるなどして行われる．固体試料を赤外光が透過できる厚みに加工して測定することも可能である．顕微 IR 法を用いれば，材料の微小領域の分析や官能基分布のマッピングも可能である．

10・2 力学的特性の評価
10・2・1 力学強度試験

4 章に述べたように，固体状態のバイオマテリアルにおいて，その力学的特性は重要である．材料を変形させたときの応力とひずみの関係を調べる試験方法には，引張り，圧縮，せん断などのモードがあり（図 10・1），それらを測定する機械は，万能試験機，オートグラフ，インストロンなどとよばれている（図 10・2 左）．

引張試験では，応力-ひずみ曲線（図 4・2 参照）や弾性率などの情報が得られる．一定のひずみを与えた後に応力を取除き（除荷），それを繰返すサイクル試験を行うと，永久ひずみ（塑性変形）分がヒステリシスとして観測される．弾性変形領域が広く，ヒステリシスがゼロに近い材料が**エラストマー**（elastmer）である．

動的粘弾性測定では，周期的なひずみ（正弦ひずみ）をかけて，貯蔵弾性率 G' と損失弾性率 G'' およびその比 $\tan \delta$（損失正接）を測定する．さらに，それらの周波数依存性や温度依存性などから材料の特性（ガラス転移温度 T_g など）を知ることができる．液状やゲル状の試料では回転式レオメーター（図 10・2 右）などを

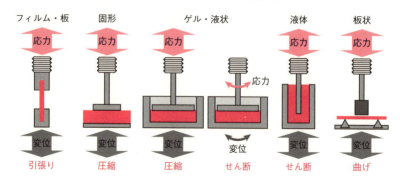

図10・1 さまざまな試料の性状に対応した力学的測定のモード

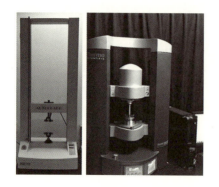

図10・2 引張試験機（オートグラフ）（左）および回転式レオメーター（右）

用いて行われる．温度などに依存して，ゾル（溶液）からゲルへと転移する現象は，G' が G'' を追い越す点（ゲル化点）として観測される．

10・3 形状と構造の解析
10・3・1 電子顕微鏡

　光学顕微鏡が原理的には光の波長より小さなものを観測できないのに対し，**電子顕微鏡**は電子線を試料に照射しその反射または透過を観察するため，光の波長以下の微小な物体の形状に関する情報を得ることができる．物体表面で反射した電子線を観察する**走査型電子顕微鏡**（scanning electron microscope, SEM）と，物体を透過した電子線を観察する**透過型電子顕微鏡**（transmission electron microscope, TEM）とがある．

SEM は，細く絞った電子線を試料上で走査（スキャン）し，試料表面からの反射電子や二次電子を検出して像を得る手法で，物体の表面の凹凸形状を観察するのに適している．試料を観察ステージに固定したのち，導電性コーティング（Au, Pt, W, C, Os など）を施し，真空にした試料室へ導き，電子線を照射して観察する．従来の SEM では試料観察には高真空（10^{-3}〜10^{-4} Pa）が必要であったが，最近では低真空度（数十〜数百 Pa）や大気圧中での観察が可能な卓上型の低真空 SEM や環境制御型 SEM も普及している．

TEM では薄くした試料を透過する電子線を観察する．加速された電子線の波長（ド・ブロイ波長）はきわめて短く（たとえば加速電圧 200 kV の場合，$\lambda = 0.11251$ nm），SEM 以上に微小な観察が可能となる．試料は電子線が透過できるよう十分薄くする必要があり，その作製方法が TEM 観察の重要な要素となっている．有機物や生体分子などはほぼ軽元素から構成されており，電子線を十分に散乱させることができないため，像のコントラストを得るために，通常は重金属化合物（四酸化オスミウム，酢酸ウラニルなど）により染色して観測される．ネガティブ染色法，レプリカ法，フリーズフラクチャー法などの試料作製方法がよく使用される．

近年発展してきた技術として，"トモグラフィー技術" と "クライオ TEM" がある．トモグラフィー技術は，さまざまな方向からの投影された像をコンピュータ上で三次元像に再構成し，断層像（トモグラム）を得る手法であり，高分子の相構造観察などに使用されている．クライオ TEM では，急速に凍結したアモルファス氷中の試料を使用し，真空中でも水分の蒸発を防ぎ，試料を破壊しない電子ビームで観察する．このクライオ TEM はトモグラフィー技術と組合わせて，結晶化なしにタンパク質などの生体分子の構造解析を可能とした（2017 年ノーベル化学賞）．

10・3・2 偏光顕微鏡

部分結晶化した高分子材料などは，結晶軸とそれ以外の方向で光の屈折率が異なる**光学的異方性**を示す．**偏光顕微鏡**（polarizing microscope）では直線偏光を試料に当て，その光学的異方性を観察して結晶や液晶状のサンプルに関する情報を得る．2 枚の偏光板（偏光子：ポラライザー，検光子：アナライザー）を直交させたクロスニコルで観察すると，光学的異方性がなければ暗視野となるが，光学的異方性のある試料では，鮮やかな干渉色が観測される．細胞や微生物なども光学的異方性を示す場合があり，生体試料に使用されることもある．

10・3・3 X線回折，その他の回折法

広角 X 線回折（散乱）（wide-angle X-ray diffraction, WAXD）は，物体に入射した X 線が散乱し，ブラッグの式に従う方向で強め合う現象を利用して，結晶性物質を分析する手法である．単結晶を得にくい材料では，粉末 X 線回折法を使用する．WAXD では，結晶の種類，面間隔（結晶格子），結晶化度などの情報が得られる．

WAXD がオングストロームレベルでの原子配置の規則性を観測するのに対し，より強い X 線源を用いた回折法（小角 X 線回折（SAX），放射光 X 線回折（Spring-8 など），小角中性子回折（散乱）（SANS））では，より長距離（ナノメートルレベル）の規則性に関する情報を得ることができるため，装置は大がかりになるが，微粒子やゲル，液晶などの解析に有効である．

10・3・4 光 散 乱

光散乱（**動的光散乱**（dynamic light scattering, DLS）および**静的光散乱**（static light scattering, SLS））では粒子状物質や高分子の大きさや形状に関する情報が得られる．溶液中でブラウン運動している粒子状物体にレーザー光を当てると，散乱光にはブラウン運動の速度に対応した揺らぎが観測されることを利用して粒子の大きさを見積もるのが DLS である．DLS 測定では，ナノメートルからマイクロメートルサイズの粒子の大きさおよびその分布，粒子の異方性（真球度からのずれ）などの情報が得られる．一方，SLS では，散乱光強度と分子サイズとの関係（レイリー散乱の理論）から溶解している高分子の絶対分子量を測定することができる．

10・3・5 熱 分 析

示差走査型熱量分析（differential scanning calorimetry, DSC）は，物体に少しずつ熱量を与えたときの温度上昇を精密に測定する分析方法である．高分子材料では，結晶融解温度 T_m やガラス転移温度 T_g が観測でき，特に結晶性物質では完全結晶の融解エンタルピー ΔH が既知であれば，サンプルの ΔH から結晶化度を算出することができる．このほか，結晶化現象，液晶性物質の液晶相の転移，物質表面の水の凍結・融解など，熱の出入りを伴う物質の転移を測定することが可能である．

10・4 表面分析
10・4・1 接 触 角

材料の表面自由エネルギー（4・3・1 節参照）は，物体の親水性・疎水性（表面

ぬれ性）を反映し，材料へのタンパク質吸着や細胞接着へ直接的な影響を与えるため，バイオマテリアルとして最重要な性質の一つである．**接触角**（contact angle）測定ではこれに関する情報を直接的かつ簡便に得ることができる．

水の接触角は，固体表面の水滴の接線と固体表面がつくる角度 θ で表され（図10・3），0°に近いほど親水性の表面であり，疎水性の表面ほど 180°に近くなる．静的接触角は材料表面に静置した水滴を観察して測定する．これに対し，動的接触角は前進接触角と後退接触角で測定される．材料表面に展開させた水滴を徐々に大きくしていく過程で，その先端部で得られるのが前進接触角，その逆に水滴を徐々に小さくしていく過程で得られるのが後退接触角であり，その差がヒステリシスである．空気は疎水性であり，高分子を成膜すると一般にその表面には疎水性の官能基が配置されやすい．水との接触により表面の高分子のコンホメーションが変化して，より親水的な基を露出させるような場合には，動的接触角測定におけるヒステリシスが観測される．水で膨潤する材料などの生体中の状態を反映した測定を行う目的で，水中における空気泡の接触角を測定する場合もある．

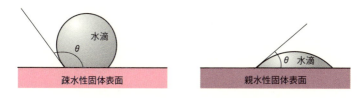

図 10・3　材料表面における水の接触角

10・4・2　原子間力顕微鏡

原子間力顕微鏡（atomic force microscope, AFM）では，先端部に極小の非常に鋭い探針（プローブ）のついたカンチレバー（板ばね）を，試料表面に近接させて走査（スキャン）し，生じる原子間力やカンチレバーのたわみ具合などから表面の凹凸形状や物性情報を検出する（図 10・4）．コンタクトモード，タッピングモード，ノンコンタクトモードなどの測定モードがある．

タッピングモードでは，カンチレバーを上下に振動させながらプローブを間欠的に試料に接触させる．カンチレバーを動かす振動と実際のカンチレバーの振動の間に生じる位相差は表面の粘弾性の影響を受けるため，位相差像では，表面の力学的特性の違いがコントラストとなった像を得ることができる．プローブを試料に近づ

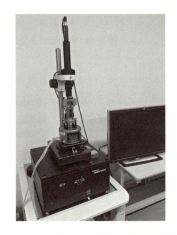
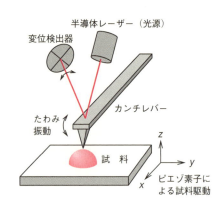

図 10・4 原子間力顕微鏡（AFM）（左）およびその原理の模式図（右）

けて，わずかに押し込み元に戻したときにカンチレバーに働く力（引力，斥力）と試料との距離からフォースカーブが得られる．これにより試料表面の弾性率なども計測することができる．

AFM で得られる像はサブナノメートルレベルの解像度を有し，真空中，大気中，溶液中でも測定が可能であり，試料を染色したりする必要がない．特に，壊れやすい生体分子やナノ粒子を溶液状態で直接観察できることは，他の計測法にない大きな利点である（図 10・5）．通常は，観察試料を劈開マイカやシリコンウエハのようなきわめて平滑な表面に吸着させて観察を行う．

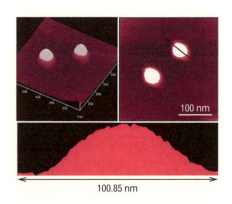

図 10・5 原子間力顕微鏡で観察したナノ粒子像

10・4・3 X線光電子分光法(XPS)

X線光電子分光法(X-ray photoelectron spectroscopy, XPS または electron spectroscopy for chemical analysis, ESCA)では,MgKα, AlKα などの軟 X 線を物質に照射し,光電効果により放出される電子(光電子)の運動エネルギーを測定することにより,表面から数 nm の範囲の元素の種類とその化学結合状態を分析する.

図 10・6 はポリエチレンテレフタラート(PET)の XPS スペクトルである.各元素は固有の結合エネルギーをもつため,wide scan ではそのピーク位置から試料中に含まれる元素が特定できる.XPS の特徴は,金属などの重元素だけでなく,C, O, N などの軽元素についても,含有している元素の種類とそのピーク面積からおおよその含有率が求められる点である.これを利用して,たとえば,C, H, O だけからなる高分子に他の元素(N, S, F, P など)を含む物質を混ぜた試料において,注目している元素 Z と炭素との比 Z/C を比較することにより,混入させた成分が材料表面にどの程度局在化しているかなどを調べることができる.また,炭素については,その化学結合状態によりピークの位置が少しずつ異なるため,たとえば炭素 C1s の高分解能スペクトル(narrow scan)では,ピーク面積から C=O,C–C (C=C),CH_2 の存在割合を見積もることができる.材料のごく表面だけの情報が得られるため,材料全体と表面近傍の分子組成の差などを知ることができる.また,イオンスパッタリングにより材料表面を"削る"ことで深さ方向の情報が,X 線照射に対する試料角度を変えることで,より浅い表面近傍の情報を得ることも可能である.

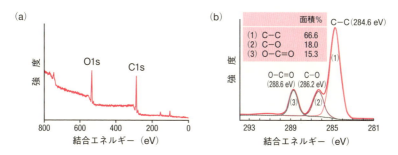

図 10・6 PET の X 線光電子分光スペクトル (a) wide scan, (b) narrow scan (C1s). C1s スペクトル(実線)は複数のピークの重ね合わせとして測定される. (b) のスペクトルは株式会社カネカテクノリサーチ提供

10・4・4 全反射赤外吸収スペクトル (ATR-IR)

10・1・3節で述べたように，IRでは赤外光が透過する試料について，その官能基などに関する情報が得られる．赤外光が透過しない厚みの試料については，全反射角で赤外光を試料に入射させると，界面において光は試料側に若干染み込んで（エバネッセント波）反射されてくることを利用して測定する**全反射赤外吸収** (attenuated total reflection infrared，ATR-IR) スペクトルが有効である．この方法を利用すると材料表面部分の赤外吸収分析が可能となる．

10・5 生理活性の評価

バイオマテリアルの評価において，生体側の応答はきわめて重要である．生体側のどのような機能や活性に注目するか，計測対象は多岐にわたるが，ここではごく基本的な細胞レベル，物質レベルでの測定方法の例を紹介する．

10・5・1 細胞増殖・毒性

物質が生体にどのような影響を及ぼすか，特に毒性を有していないかを知りたい場合，その物質を共存させて細胞を培養し，その細胞数を対照群と比較して，物質の毒性（あるいは細胞増殖能）を評価する（表12・3参照）．細胞は樹立された細胞株が試薬会社や細胞バンクなどから供給されており，適切な細胞（がん細胞，正常細胞）を選択する．毒性試験には増殖能が比較的高い線維芽細胞株が選択されることが多い．

細胞の計数方法は，トリパンブルー染色と細胞計数板を使用する方法，コロニー形成法など，目視で計数する方法，^{3}H-チミジン取込み法によって放射性同位体を使用する方法などがあるが，近年では，MTTやWST-8などの試薬が細胞内酵素の働きで発色することを利用して，吸光度から計数する方法が主流である．

WST-8は細胞膜を透過し，細胞内の酵素：乳酸デヒドロゲナーゼ (LDH) の働きで生じたNADH（還元型ニコチンアミドアデニンジヌクレオチド）によって還元され，水溶性のホルマザン（橙色）に変化する（図10・7）．この生成量は細胞数と比例しているため，吸光度測定から細胞数を見積もることができる．実験では，評価したい物質の濃度を連続的に変化させて，マイクロプレートに細胞を播種し，所定時間培養したのちにWST-8試薬を加えて，さらに数時間インキュベートし，マイクロプレートリーダーで吸光度 (450～490 nm) を測定する．MTT法では，ミトコンドリアの酵素を対象とし，生じるホルマザンが水溶性ではなかった

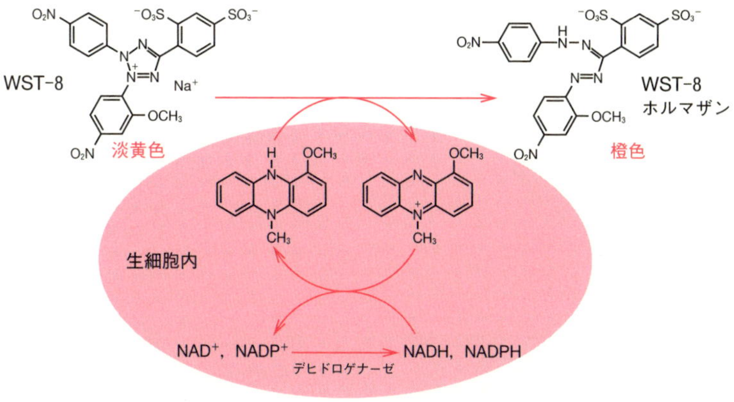

図 10・7 WST-8 による細胞数計測の原理

め，DMSO などを加える必要があったが，WST-8 ではその操作も不要であり，現在の主流となっている．

10・5・2 蛍 光 顕 微 鏡

細胞の活動に関する情報を視覚的に得る主要な手法の一つが**蛍光顕微鏡**観察である．細胞のさまざまなオルガネラやタンパク質に特異的に結合する蛍光試薬が市販されており，その代表例を表 10・1 に示す．外部から細胞に加えた薬物やナノ粒子が，これらと異なる波長の蛍光を発する場合，これらの試薬と同時に加えることにより，薬物やナノ粒子の細胞内への侵入やその局在場所などに関する情報が得られる．表に示したものは，細胞の特定の場所・分子に結合・集積することが見いだされた有機分子であり，その種類は限定的である．より普遍的に細胞やその産物を標識するには，**免疫蛍光法**が使用される．これは特定のタンパク質などを抗原として作製した抗体にマーカー分子として蛍光色素を結合させたものである．

表 10・1 細胞の蛍光標識試薬

部 位	標識試薬
細胞全体	CellTracker™ green
核（DNA）	DAPI（4',6-ジアミジノ-2-フェニルインドール）
ミトコンドリア	テトラローダミンメチルエステル
リソソーム	LysoTracker®
アクチン	AlexaFluor®-ファロイジン

蛍光顕微鏡観察では，蛍光像だけでは細胞の全体像がわからない場合があるので，同一視野の位相差像（または微分干渉像）と合わせて観察する必要がある．また，通常の蛍光顕微鏡では，細胞を透過した光を観測することになり，細胞上面と内部などが区別しにくいが，**共焦点レーザー蛍光顕微鏡**（confocal laser fluorescence microscope）を使用すると，厚みのある細胞の断層写真を撮像でき，細胞の全体の三次元像をトモグラム表示することも可能である．

10・5・3　フローサイトメトリー

フローサイトメトリー（flow cytometry）は自動で細胞を分離・計数する分析方法で，その装置がフローサイトメーターである．分離の指標には蛍光が使用されることが多い．フローセルの中に細胞を通過させながら光（水銀，Xe ランプやレーザー光）を照射し，各細胞が発している蛍光強度と細胞数をカウントする（図10・8）．セルソーターを装備している場合は，蛍光波長や強度により細胞を分離可能である．細胞の自家蛍光や散乱光を使用するほか，特定の細胞に何らかの方法（蛍光色素結合抗体による標識や，蛍光タンパク質の遺伝子発現など）で蛍光を発するようにして識別する．

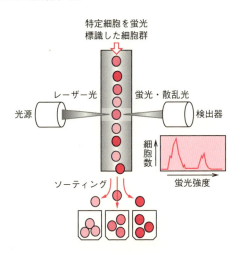

図10・8　フローサイトメーターの原理

10・5・4　エンザイムイムノアッセイ，ELISA

生体や細胞に存在する微量の物質や病原体（およびその産物）を定量することは，生体応答の測定や，診断に有効である．**酵素免疫定量法**（エンザイムイムノ

アッセイ，EIA）は，抗体の特異的結合を酵素反応により増幅させ，微量の物質をより高感度に検出する方法である．その一種である **ELISA**（enzyme-linked immunosorbent assay）の原理を図 10・9 に模式的に示す．検出したい物質（抗原）に特異的に結合する抗体（一次抗体）を基板上に固定化し，抗原を含む検体を加えて反応させる．洗浄後，酵素標識した抗体（二次抗体）を加え，一次抗体に結合した抗原に反応させる（サンドイッチ法）．そして，標識酵素に対する基質を加えて反応させ，分光学的手法などにより，酵素反応生成物を定量することにより元の抗原量を定量する．

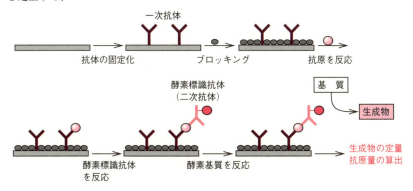

図 10・9　ELISA の原理

種々の生体分子を対象とした ELISA キットが市販されている．精度と感度を高めるには，二次抗体の基板への非特異的吸着の防止，一次抗体の変性の抑制などが重要である．このため，ウシ血清アルブミン（BSA），オボアルブミン（OVA）などのタンパク質や両親媒性合成高分子がブロッキング剤として使用されている．これらは，抗体が固定化されていない表面を埋める作用や，抗体の凝集を防ぐ働きをする．

10・6　分子間相互作用の解析
10・6・1　表面プラズモン共鳴（SPR）および熱分析

表面プラズモン共鳴（surface plasmon resonance, SPR）法では，金属薄膜でできたセンサチップに全反射角で光を入射したとき，反射光強度が表面プラズモン現象により弱まる角度（共鳴角）がセンサチップ上に吸着した微量の物質の質量に依存して変化することを利用して物質間の結合を測定する．結合の特異性や動力学

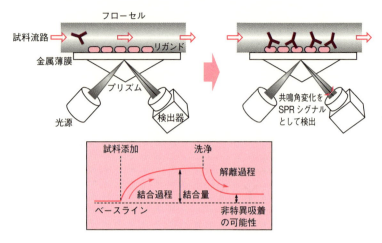

図 10・10　SPR 測定の原理（上）および典型的な結合曲線（センサグラム）（下）

解析が可能で，検体を標識する必要もなく，簡便に生体分子間などの相互作用を評価できる．その原理を図 10・10 に示す．リガンドを固定したセンサチップに，試料を含む溶液，続いて洗浄液をフローセルに流すと図 10・10（下）のようなセンサグラムが得られる．これから結合速度定数 k_a，解離速度定数 k_d および解離定数 $K_D = k_d/k_a$ を求めることができる．検量線を作成すれば，未知試料中の対象物質の濃度も測定できる．

　また，先の DSC とは装置は異なるが，溶液中の熱量の出入りを非常に精密に測定する熱分析装置である等温滴定型熱分析装置（isothermal titration calorimetry, ITC）を用いて滴定を行うことにより，生体分子間の相互作用，結合定数，熱力学的パラメーターを求めることもできる．

10・6・2　電気泳動とブロッティング

　電気泳動（electrophoresis）は電場をかけたゲル中を荷電した分子が移動する速度の違いを利用して，生体高分子（DNA，タンパク質）を分離・分析する手法である．細胞抽出物など，目的物以外の分子を多く含むサンプルでは多数のバンドが観測され，どのバンドが目的物であるかはあらかじめ知っていなければ判別できない．このとき，目的分子の構造の一部や特異的に結合する分子がわかっていれば，特異的結合を利用してバンドを特定することができる．こうした手法は，電気泳動

ゲルからニトロセルロースやナイロンの膜に転写（ブロット）して行われるため，**ブロッティング**（blotting）とよばれる．

サザンブロッティングは DNA-DNA 間の特異的相互作用を使用する．多種の DNA を含む試料を電気泳動し，膜に転写したのちに，目的 DNA に相補的な DNA 断片に蛍光色素や放射性同位体で標識したものを作用させ，発色させる．**ノーザンブロッティング**では RNA-DNA 相互作用を使用する．調べる対象が RNA であることを除けば，サザンブロッティングとほぼ方法は同じである．**ウェスタンブロッティング**はタンパク質-タンパク質相互作用を使用する．各種タンパク質を電気泳動し，膜に転写したのちに，目的タンパク質と特異的に結合する標識抗体を作用させて識別する．

11

診断とバイオマテリアル

　病気になったかどうかやその程度の判定は，医師の所見・経験とさまざまな検査結果から総合的に判断される．この章では，その代表例として検査試薬とバイオセンサ，イメージングを例にとって解説する．

11・1　診断試薬

　インフルエンザを例にとって説明する．インフルエンザウイルスのタイプは，ヘマグルチニン（H）とノイラミニダーゼ（N）というエンベロープタンパク質のタイプにより，H1N1 などと分類されるが，これとは別に A 型，B 型，C 型という分類があり，これは M1 タンパク質，NP タンパク質の抗原性の違いに基づいている．インフルエンザが疑われるとき，病院や診療所で判定キットを使用して判定されるのはこの A 型か B 型か，そのどちらでもないか（C 型は季節流行性のものとは異なる）である．

　図 11・1 にその判定キットの原理を示す．基本的には，10・5・4 節で述べた酵素免疫定量法とクロマトグラフ技術の組合わせである．キットには，アルカリホスファターゼ（ALP）で標識した抗ウイルス A モノクローナル抗体（anti-A-MoAb-ALP），ALP 標識抗ウイルス B モノクローナル抗体（anti-B-MoAb-ALP）が含まれる．被験者の鼻腔などから採取した試料はこれらと混合されて，判定キット上を（図では左から右に）送られる．その先のライン A 上には anti-A-MoAb が，ライン B 上には anti-B-MoAb が，ライン r には，抗 ALP 抗体が固定してある．A 型抗原が含まれていた場合，ライン A でサンドイッチ型の抗体-抗原-抗体複合体が形成されて留まり，酵素基質（ALP によって赤色となる）と反応して赤い線が現れ

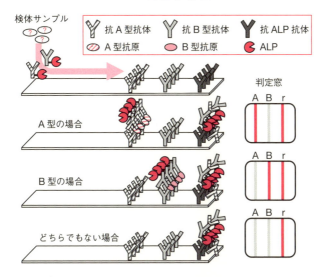

図 11・1　インフルエンザ判定薬の原理

る．試料に B 型抗原が含まれていた場合にも同様に，ラインBが赤く発色する．ラインrは ALP 自体に反応するため，どちらの場合にも赤くなり，これは ALP 標識抗体がこの位置まで正しく移動していることを確認するためのものである．

　妊娠判定薬も基本的に同様の原理を用いて行われている．妊娠判定の場合は，対象とする抗原はヒト絨毛性性腺刺激ホルモン（human chorionic gonadotropin, hCG）で，妊娠 4 週目ごろから尿中に出てくる．この場合には，金ナノ粒子（ピンク色に発色）で標識した抗 hCG 抗体と尿中の抗原（hCG）が反応して，キット上の判定ラインの上でサンドイッチ型複合体を形成して留まることで判別される．

11・2　生化学検査
11・2・1　血液検査

　血液検査には，ヘマトロジー（血球計数検査），生化学検査，血液凝固検査，免疫検査の 4 種類がある．

　血球計数検査は血液中の赤血球数，各種白血球数などを計測する方法で，血液を希釈した電解質溶液を，細孔（アパーチャ）を隔てて電場をかけ，血球が細孔を通過するときの電気抵抗変化を測定する電気抵抗方式が一般的である．電気抵抗値と血

球容積が比例するため，赤血球・白血球とそれより小さな血小板の区別が可能である．白血球（リンパ球，単球，好中球，好塩基球，好酸球）の分類と計数は赤血球を溶血後，自動血球分析装置で行う．この原理は基本的にはフローサイトメーター（10・5・3 節参照）と同じで，フローセルを通過する血球にレーザー光を照射し，その前方散乱光，側方散乱光，側方蛍光のパターンから白血球の種類を特定する．

生化学検査では血清中のさまざまな成分分析が行われる．酵素（γ-GTP，AST (GOT) など）の場合は，基質と反応させ，吸光度分析が可能な生成物を比色定量する．たとえば，γ-GTP では L-γ-グルタミル-3-カルボキシ-4-ニトロアニリドとグリシルグリシンを反応させると，L-γ-グルタミルグリシルグリシンと 5-アミノ-2-ニトロ安息香酸が生成するので，この生成量を吸光度から定量する．低分子有機物（グルコース，クレアチニン，脂質など）の場合には，それと選択的に反応する試薬や酵素を加えて比色定量することにより行われる．クレアチニンでは，ピクリン酸と反応してできる橙赤色の化合物を比色定量する．グルコースでは，ATP 存在下でヘキソキナーゼによりグルコース-6-リン酸とし，これがさらにグルコース-6-リン酸デヒドロゲナーゼによって NADP（ニコチンアミドアデニンジヌクレオチドリン酸）存在下で 6-ホスホグルコン酸に変換されるときに生成する NADPH（還元型 NADP）の量を比色定量する．総コレステロールは，コレステロールエステラーゼなどで加水分解した後にコレステロールオキシダーゼで酸化し，このときに生じる過酸化水素を，西洋ワサビペルオキシダーゼ（HRP）と蛍光基質との反応に使用して定量する．

このほか免疫検査では，特定の疾病マーカーや感染症（肝炎，ウイルス）が測定されるが，基本的な原理はエンザイムイムノアッセイ（10・5・4 節）と同じである．

11・2・2 バイオセンサ（グルコースセンサ）

バイオセンサ（biosensor）は生体系で起こる生化学的反応を利用して，その反応にかかわる物質の濃度変化を電気信号や光などの信号としてリアルタイムで取出すシステムである．バイオセンサの中では血糖値を測定するグルコースセンサが最も普及しており，血糖値を自分自身で測定することができ，インスリン投与が必要な糖尿病患者などに利用されている．

グルコースセンサ（glucose sensor）としては，グルコースオキシダーゼ（GOD）およびグルコースデヒドロゲナーゼ（GDH）を使用したものが実用化されている．図 11・2 に反応式を示す．GOD 法のセンサ中には GOD とフェリシアン化カリウ

11・2 生化学検査

(a)
$$\text{グルコース} + 2[\text{Fe(CN)}_6]^{3-} \xrightarrow{\text{GOD}} \text{グルコン酸} + 2[\text{Fe(CN)}_6]^{4-}$$
$$2[\text{Fe(CN)}_6]^{4-} \longrightarrow 2[\text{Fe(CN)}_6]^{3-} + 2e^-$$

(b)
$$\text{グルコース} + 2[\text{Fe(CN)}_6]^{3-} \xrightarrow{\text{GDH}} \text{グルコノラクトン} + 2[\text{Fe(CN)}_6]^{4-}$$
$$2[\text{Fe(CN)}_6]^{4-} \longrightarrow 2[\text{Fe(CN)}_6]^{3-} + 2e^-$$

図11・2 グルコースセンサの化学反応 (a) GOD法, (b) GDH法

ムが含まれており,血液中のグルコースと反応してグルコン酸と電子を発生する.この電子がフェリシアン化カリウムをフェロシアン化カリウムに変換し,これに電圧を加えると再びフェリシアン化カリウムとなり,電流が発生する.この電流値が血液中のグルコース濃度に比例する.GDH法では酵素生成物がグルコノラクトンとなるほかはGOD法とほぼ同じである.メディエーターとしてフェリシアン化カリウムの代わりに,FAD(フラビンアデニンジヌクレオチド),NADを使用したものもある.このセンサは電極と固定化酵素(GOD,GDH)が組込まれた試験紙を機械に差し込み,微小な針で指先などを穿刺して,その血液を吸い取るなどして測定する(図11・3).試験紙は基本的に使い捨てである.

このグルコースセンサのように,血液,唾液,涙などの微量な生体試料を用いて,紙,マイクロチップ上,マイクロ流路内などで,多種類の生化学的検査や免疫検査を同時に短時間で行って目視できるようにすれば,侵襲度のきわめて低いヘルスケアチップを作製することができる.コストや検査種類の点などから,まだ実現

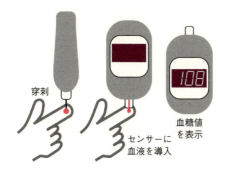

図11・3 グルコースセンサによる自己血糖値測定

はしていないが，技術的には十分可能な段階にきている．

11・3 イメージング

イメージング（imaging）とは，生体内の分子や組織，臓器の位置，動き，働きを，さまざまな手法で可視化する技術である．腫瘍を発見したり，機能の低下を定量化したり，医療現場で強大な力を発揮している．一般的な胸部レントゲンのような二次元画像でも疾患を見つけるために大いに役立つが，近年，三次元イメージングの技術が飛躍的に向上してきた．

非侵襲的生体イメージング技術には，さまざまな種類（モダリティー）がある．X線コンピュータ断層撮影法，核磁気共鳴画像法（MRI），超音波画像診断（エコー），そして陽電子放射断層撮影（positron emission tomography，PET）や単一光子放射断層撮影（single photon emission computed tomography，SPECT）などである．図 11・4 に，それぞれの解像度と観察深度を示した．光学顕微鏡は1つの細胞を観察できる解像度を有しており，最近は蛍光一分子イメージングという，たった1つの分子を蛍光で捉える技術が確立され，生物学の有力なツールとなっている．しかしながら，動物個体を対象とした光イメージングでは，解像度は 1000 分の 1 程度に低下し，可視光の組織透過力が弱いので数 mm の深さしか観測できず，その結果小動物への適応のみに制限される．現在，蛍光分子に加えて消光の懸念がない量子ドットが多く開発され，赤外領域蛍光を選択することで観察深度が改善されているが臨床的な使用はまだ困難である．

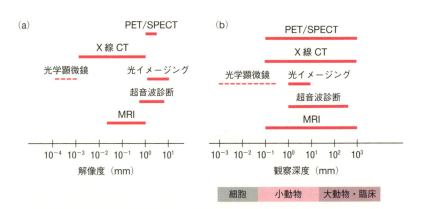

図 11・4 いろいろな生体イメージングの解像度（a）と観察深度（b）

わが国の人口あたりのX線CT（単にCTとよばれることが多い）とMRIの保有台数は世界一である．いずれも生体全体を細かく観察して病巣などを見いだすために有用かつ効果的な解像度と観察深度を有している．X線CTでは被爆および造影剤の副作用に関する問題があるが，それをはるかに上回る臨床的効果により，いずれも重要なモダリティーである．超音波診断は，人間ドックでは腹部の診断に，また，胎児を観察するために多用される．解像度は1mm〜1cmと低いが，装置も小さく，撮像が簡便で副作用がないためにきわめて有用な撮像法である．PETやSPECTは生体内に放射性同位元素を投与して撮像するので被爆と撮像による医学的効果のバランスを考えることになる．^{18}Fで標識したグルコースを体内に投与すると，腫瘍や炎症部位に多く集まるので，病巣部位を特定することが可能である．また，心筋梗塞部位や脳梗塞部位で組織の活動が低下するとこのグルコース集積が小さくなるので，形状の3Dイメージングにとどまらず，組織の活性をもイメージングできる優れたモダリティーである．

先端研究　　　　カプセル内視鏡

　胃や十二指腸は口から内視鏡を挿入して検査できるが，小腸となると検査がやっかいである．そこで，超小型撮像素子を内蔵した長さ26.2mm，直径11.4mmのカプセル型の内視鏡が開発された（図1）．無線送信技術が搭載されているので，体内の画像をタイムリーに体外に送信できる．

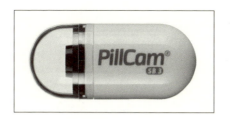

図1　カプセル内視鏡　写真はMedtronic提供

12

研究から実用化へ

　国内で使われている，ペースメーカーも，人工弁も，人工血管もほとんどが輸入品であり，新しく開発された薬物放出ステントや経カテーテル大動脈弁留置術用生体弁も海外発である．わが国は，血液浄化療法などの体外循環や内視鏡技術などについては非常に優れているが，ハイリスク医療機器には弱い傾向がある．全国の大学や研究機関でバイオマテリアルの研究や開発が進められているが，なかなか実用化・産業化に至らない．特に研究から開発へのステップアップはあまり得意ではなく，一般に魔の川・死の谷・ダーウィンの海とよばれる（図 12・1）．

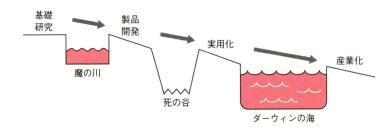

図 12・1　研究開発から実用化・産業化までの道のり

12・1　医薬品医療機器等法

　わが国では 1943 年に薬事法が制定されて医薬品のみが規制され，1948 年の改正で医療用具の規制が始まった．2005 年には医療機器という名で規制が始まり，2014 年に現在の「医薬品，医療機器等の品質，有効性及び安全性の確保等に関す

る法律(医薬品医療機器等法,薬機法)」が施行された.薬局で販売されている薬や絆創膏なども,病院で処方される薬も,医師が使う医療機器もすべて本法律のもとで規制されており,安全でないものや効果がないものは世に出ないか淘汰されていく.独立行政法人・医薬品医療機器総合機構(PMDA)が,これらの審査業務を担当している.医療機器は表12・1に示したように,一般医療機器・管理医療機器・高度管理医療機器にクラス分類されている(国際分類は表中にあるクラスⅠ〜クラスⅣ).この分類は,使用する患者が受けるリスクによって分類されており,家庭用救急絆創膏のような低リスクの医療機器は一般医療機器,人工弁など不具合があれば患者の命に直結する高リスク製品は高度管理医療機器とされている.

表12・1 リスクに応じた医療機器のカテゴリー分類

医薬品医療機器等法における分類	性 質	国際分類	手続き	例
一般医療機器 約1000品目	人の生命および健康に重大な影響を与える恐れがほとんどないもの	クラスⅠ	届出	眼鏡,家庭用絆創膏,X線フィルム
管理医療機器 約1400品目	人の生命および健康に影響を与える恐れがあることからその適切な管理が必要なもの	クラスⅡ	承認または認証	補聴器,電子体温計,MRI,マッサージチェア
高度管理医療機器 約800品目	人の生命および健康に重大な影響を与える恐れがあることからその適切な管理が必要なもの	クラスⅢ	承認	コンタクトレンズ,人工関節,カテーテル
		クラスⅣ	承認	人工弁,人工心臓,ペースメーカー

基礎知識　PMDA と FDA

　米国での医療機器の認可は,FDA(Food and Drug Administration)が進めている.かつて,日本のPMDA(Pharmaceutical and Medical Devices Agency)の職員数はFDAの10分の1程度であったが,近年,国家が先進医療開発に注力していることから,PMDAで審査業務などに就く職員を大幅に増加させて,医薬品・医療機器・再生医療等製品開発の後押しをしている.

12・2　再生医療新法

　細胞を用いた再生医療は,現在,2014年11月に施行された再生医療等の安全性の確保等に関する法律(再生医療新法)により規制されている.その趣旨は,再生

医療等の迅速かつ安全な提供等を図るため，再生医療等を提供しようとする者が講ずべき措置を明らかにするとともに，特定細胞加工物の製造の許可等の制度等を定めるものである．先に述べた医薬品医療機器等法は，最終的な医療機器（製品）が安全であるか，また，有効であるかを規制する法律であるが，再生医療新法では，"企業や医師らが講ずべき措置"を明らかにしようとしている．まだ不確定な要素が多い再生医療においては，最終的な成果に関する安全性や効果を完全に担保することは容易ではなく，多角的に安全性と有効性を考慮するように工夫されている．再生医療新法でも，該当する医療技術はリスクにより分類されている（表12・2）．分化能の高い iPS 細胞や ES 細胞は有用で優れているが，その分化制御が困難なために高リスクと判別される．

表12・2　リスクに応じた再生医療の分類

分類	内容
第1種（高リスク）	iPS, ES 細胞等を用いた医療技術等
第2種（中リスク）	体性幹細胞等を用いた医療技術等
第3種（低リスク）	加工した体細胞などを用いた医療技術等

先端研究　　　　コンビネーション製品

　これまでに，医薬品・医療機器・再生医療等製品という分類について説明してきたが，このうちの2つ以上を組合わせた製品は"コンビネーション製品"とよばれている．従来は，注射器と薬液が一体になった製品は，キット製品とよばれていた．高カロリー輸液で使用される輸液バッグは一般医療機器に分類されているが，献血された血液を入れるバッグは，血液を入れるバッグに少量の抗凝固剤が入っており医薬品に分類されている．

　2000 年代になって，血管内ステントの留置後の再狭窄を防止するために，周囲の細胞の働きを抑制する薬物を徐々に放出する「薬物放出ステント（drug eluting stent, DES）」が発売された．これまで異なった方針で審査されていたものが一つになり，どちらのカテゴリーで審査されるべきか大きな問題となった．そのため，2015 年よりコンビネーション製品の新たな指針の策定が進み，法的整備が完了しつつある．

12・3 生物学的安全性評価

生体に接触する医療機器の利用は，常に副作用などのリスクを伴うので，それを念頭に置いてあらゆる対策を講じる必要がある．安全性は有効性に勝るとも劣らぬ概念である．医療機器の安全性は次の4つの観点から総合的に達成されなければならない：① 市販前の安全性評価（非臨床試験，臨床試験），② 品質保証，③ 市販後調査，④ 再審査・再評価．

医療機器の安全性を確保するために必要とされる生物学的安全性評価を表12・3に示した．医療機器が生体にどのようにして利用されるか（体表面に接触・体内と体外を連結・体内植込），また，接触する身体の部位（正常皮膚から血液まで），さらに，接触する期間（1日以内・1〜30日間・30日以上）により，そのリスクが異なるので，必要とされてる項目も異なる．特に，血液接触性機器については特別に血液適合性試験が課せられる．また，生体内で分解する材料に関しては，全身的な影響も考えられることから，一般的に高リスク医療機器と判断される．

表12・3 医療機器の生物学的安全性評価

医療機器カテゴリー			生物学的安全性評価項目								
身体接触		接触時間	細胞毒性	感作性	刺激性/皮内反応	急性全身毒性	亜急性/亜慢性毒性	遺伝毒性	発熱性	埋植	血液適合性
種類	接触部位										
表面接触機器	皮膚	A/B/C	○	○	○						
	粘膜	A/B	○	○	○						
		C	○	○	○	○	○				
	損傷表面	A/B	○	○	○						
		C	○	○	○	○	○				
体内と体外を連結する機器	血液流路間接	A/B	○	○	○	○			○		○
		C	○	○	○	○	○	○	○		○
	組織/骨/歯	A	○	○	○						
		B/C	○	○	○	○	○	○		○	
	循環血液	A	○	○	○	○			○		○
		B/C	○	○	○	○	○	○	○	○	○
体内植込機器	組織/骨	A	○	○	○						
		B/C	○	○	○	○	○	○		○	
	血液	A	○	○	○	○			○		○
		B/C	○	○	○	○	○	○	○	○	○

A：一時的（1日以内），B：短中期的（1日〜30日間），C：長期的（30日以上）

12・4 消毒・滅菌

消毒（disinfection）とは，微生物による汚染の危険性を低減させ，感染性を取除くことであり，医療現場で日常的に実施される．煮沸や紫外線消毒法のほか，さまざまな化学薬品による消毒法がある．グルタラール（アルデヒド系消毒薬）などによる高度作用消毒は人工呼吸器や消化器内視鏡などに適応され，多数の細菌芽胞が存在する場合を除いてすべての微生物を殺滅できる．次亜塩素酸ナトリウムやアルコールやポビドンヨードなどの中度作用消毒は口腔で使用する体温計などに適応される．第四級アンモニウム塩やクロルヘキシジンなどの低度作用消毒は，病院内のあらゆる装置などの清掃と消毒に用いられる．

滅菌（sterilization）とは，すべての微生物を殺滅まはた除去するプロセスである．すべての医療機器はシールされた容器（最終滅菌容器）に個包装された状態で滅菌されて提供される．この行程は，**最終滅菌**（terminal sterilization）とよばれ，被滅菌物の滅菌後の微生物を定量的に測定または推測できる滅菌法でなければならず，表12・4に示した滅菌が実施されている．国際的には，滅菌保証レベル（SAL）として 10^{-6} レベルが採用されている．すなわち，滅菌した個々の医療機器に1個の微生物が生き残る確率が100万分の1であることを意味し，この状態を事実上の無菌とされる．

表12・4 さまざまな滅菌法

滅菌法	滅菌条件	利　点	欠　点
高圧蒸気滅菌	115°Cで30分間，121°Cで15分間，136°Cで3分間	・有害物質が残存せず安全	・耐熱性が要求される ・生体吸収性高分子は滅菌中に分子量が低下する
EOG（エチレンオキシドガス）滅菌	37〜60°C，湿度50〜60%，450〜1000 mgEOG/L，2〜4時間	・耐熱性を要求しない	・滅菌後空気置換装置で長時間エアレーションが必要（60°Cで8時間程度） ・毒性の高いEOGが吸着して残存する可能性がある
γ線滅菌	^{60}Coを線源とする約25 kGy	・透過性が高いので，ある程度の大きさまでの金属も滅菌可能	・耐γ線が必要 ・PTFEはγ線で分解する ・設備が高価
電子線滅菌	加速電子線で滅菌約25 kGy	・線量率が高いので短時間で滅菌可能 ・ベルトコンベアで流れ作業が容易	・初期費用が高い

索　引

AAm　109, 116
ABC 現象　133
AFM　183
ALP　192
AM　98
ATR-IR　186
ATRP　48
α-アミノ酸　6
α ヘリックス　8

B 細胞　69, 70, 132
BBB　169
bFGF　65
Bioglass®　40
Biomer™　55
bisGMA　56
β シート　8
β 相安定化元素　34
β-TCP　94

CD 分類　72
CFRC　42
CMC　14
^{13}C NMR　178
Co-Cr 合金　33, 140, 147, 148

DBTT　80
DCPD　39
DDS　115, 158
DEHP　53
DES　200
DLS　182
DNA　4, 5
DSC　182

ECM　17, 61, 172
EGF　65
EIA　68, 189
ELISA　189
EPR 効果　161, 167
ePTFE　58, 138

ES 細胞　73, 200
ESCA　185
ε 相
　合金中の――　34

FDA　199

GAG　63
GDH　68, 194
GEM21　150
GOD　68, 194
GTR　171

HAL®　149
HAp　38, 39, 150
hCG　193
HEMA　116
^{1}H NMR　178
HRP　68, 194

IgG　69, 88, 134
IL　65
IP　115
IPN　108
iPS 細胞　73, 74, 176, 200
IR　179
ITC　190

LCST　105, 112, 113, 175
LIF　73

MAC　134
MALDI-TOF-MS　177
MBAM　109
MPC ポリマー　60, 129, 137, 139, 147
MRI　196
MS　177
MSC　72

NMR　178

OCP　39, 40
O/W エマルション　117, 168

PDLLA　93
PDMS　54
PE　42, 43, 51
PEEK　59, 148
PEG　133
PEO　119, 126, 127, 166
PET　43, 58, 92, 93, 120, 185, 196
PGA　57, 93, 149, 171, 172
PGLA　93
PHEMA　56, 107, 128
PLA　57, 172
PLGA　163
PLLA　93
PMDA　199
PMMA　42, 43, 55, 130, 147
PNIPAAm　112, 113, 115, 175
PNVIBA　113
PSt　107, 128
PTFE　58, 138
PVA　90, 117, 128, 166
PVC　53
PVME　113
PVP　106, 133
π 結合　28, 43

RAFT 重合　48
RES　168
Ringsdorf モデル　165, 167
RNA　4, 5, 92
RPE 細胞　176

SANS　182
SAX　182
SEM　180
SEP　59
SI-ATRP　52
SLS　182

索引

SPECT 196
SPR 189
SPU 107, 128, 137
SPUU 107
SUS 33, 147
σ結合 28

T細胞 132
TAVI 141
TCP 39, 40, 90, 94, 150
TEM 180
TM3™ 55
Transderm-Nitro™ 163, 164
TTCP 39
TTS 163

UCST 106, 112
UHMWPE 52, 145, 147, 148

VEGF 65
vWF 124

WAXD 182
W/O/W エマルション 117, 163
WST-8 186, 187

X線回折 181
X線光電子分光法（XPS） 185
X線CT 197
XPS 185

あ

アガロース 108, 111
アクチンフィラメント 15, 18, 19
アクティブターゲティング 161
アクリルアミド（AAm） 109, 116
圧延加工 97
圧浸透法 103
アディティブマニュファクチャリング（AM） 97, 98
アデニン 5
アテロコラーゲン 62
アパタイト 24, 25, 151, 152
アフェレシス 145
アミド結合 6, 7, 46, 91

アミノ酸 6, 62
　——の種類 7
アミロース 11, 92
アミロペクチン 11
アルカリホスファターゼ（ALP） 192
アルギン酸 12, 13, 111, 156
アルブミン 23, 88, 128, 145, 160, 189
アルミナ 40, 145
アロステリック効果 68
安全性評価 201

い

イオン結合 27, 28, 109
イオン重合 44
一次血栓 124
一次構造
　タンパク質の—— 7
一般医療機器 3, 199
一般外科用医療機器 154
遺伝子 4
イメージング 196
医薬品 2, 3
医薬品医療機器総合機構（PMDA） 199
医薬品医療機器等法 3, 199
医療機器 2
　——のカテゴリー分類 199
　——の生物学的安全性評価 201
インジェクタブルゲル 115
インジェクタブルポリマー（IP） 115
インスリン 143, 156
インターロイキン（IL） 65
インテグリン 64, 65
インプラント 151
インフルエンザ
　——の診断試薬 192
インレー 151

う, え

ウェスタンブロッティング 191

埋込み型人工心臓 137
ウラシル 5
ウレア結合 55, 91
ウレタン結合 55, 91
エイコサノイド 14
液中乾燥法 96, 116
エステル結合 92
エーテル結合 10, 55, 91
エナメル質 25
エマルション 163
エマルション-液中乾燥法 116
エラスチン 64
エラストマー 55, 148, 179
塩基性線維芽細胞成長因子（bFGF） 65
エンザイムイムノアッセイ（EIA） 68, 188
炎症 129
延伸PTFE（ePTFE） 58, 138
遠心ポンプ 137
延性 79
延性-脆性遷移温度（DBTT） 80
エンドサイトーシス 17
エンドソーム 17

お

横紋筋 19
応力遮蔽 35
応力-ひずみ曲線 77, 78, 80, 179
応力誘起マルテンサイト変態 36
押出加工 97
オーステナイト 33
オーダリング 29
オリゴ糖 11
オルガネラ 16
オルガノゲル 108
温度応答性高分子 112, 113, 175

か

開環重合 47, 57, 93
開始剤 44, 109

索引

開始反応 44
解像度
　生体イメージングの—— 196
外膜層 20
界　面 84
界面活性 85
界面活性剤 30, 85, 114, 117
界面張力 85
化学架橋剤 110
化学結合 27
化学ゲル 108
　——の合成 109, 110
鍵と鍵穴モデル 66, 67
可逆的付加開裂連鎖移動重合
　（RAET重合）48
架橋剤
　ゲルの—— 109, 110
核 16
角化細胞 21
拡散電位 87
核磁気共鳴画像法（MRI）196
核磁気共鳴スペクトル（NMR）178
角質層 21
角　膜 23, 153
可塑剤
　ポリ塩化ビニルの—— 53
活性化状態
　反応の—— 67
滑面小胞体 17
カテーテル 140
価電子濃度 35
カプセル内視鏡 197
カーボン材料 41
ガラクトース 10, 11, 169
ガラス状態 81
ガラス転移 81
ガラス転移温度 82, 83, 179, 182
顆粒層 21
感覚器系人工臓器 152
眼　球 23
幹細胞 71, 72, 174
観察深度 196
乾式紡糸 95
肝初回通過効果 159
眼内レンズ 55, 153
間葉系幹細胞（MSC）72, 176
管理医療機器 199

き

貴金属 36
基質特異性 66
規則結合 29
気体膜 86
キチン 12, 13, 92, 156
基底膜 20, 21, 22, 160
キトサン 13
機能性タンパク質 64
逆浸透膜 104
キャスト法 55, 96, 100
ギャップ結合 18, 20
キャリア高分子 164
吸　着
　タンパク質の—— 87, 88, 126
共重合 49
共重合体 49
凝縮膜 86
共焦点レーザー蛍光顕微鏡 188
強　膜 24
共有結合 27, 28, 109
共連続構造 106
極限断面積 86
キラーT細胞 132
キレート結合 109, 111
均一膜 100
筋性動脈 20
筋線維 19
金　属 27, 31
　——の成形加工 96
金属間化合物 32
金属結合 27, 29
金属錯体 29
筋組織 18, 19

く

グアニン 5
クヌーセン流 103
クライオTEM 181
クラウン 151
クラスタリング 29
グラフト化 127, 147

グラフト共重合体 50, 106, 107
グラフト高分子鎖 51
クラフト点 86
グリコサミノグリカン（GAG）23, 63
グリコシド結合 10, 91, 92
グリセロリン脂質 13, 14
グルコース 10, 143
グルコースオキシダーゼ（GOD）68, 194
グルコースセンサ 68, 194, 195
グルコースデヒドロゲナーゼ（GDH）68, 194
クロマチン 16
クーロン力 28, 30

け

経カテーテル大動脈弁留置術（TAVI）141
蛍光顕微鏡 187
蛍光標識試薬 187
形質発現 18, 19
形状記憶効果 36, 37
経皮吸収システム（TTS）163
血　液 121
　——の成分 122
血液凝固 138, 139
血液凝固因子 124, 125
血液凝固反応 123, 124
血液検査 193
血液接触材料 120, 121
血液透析 142
血液脳関門（BBB）169
血液バッグ 53
血液非接触材料 120
血　管 20
血管内治療デバイス 141
血管内皮細胞成長因子（VEGF）65
血管壁
　——の構造 160
血球計数検査 193
結合水 87, 126
結合組織 18
結晶構造 31, 32
　ハイドロキシアパタイトの—— 39
血漿タンパク質 88, 127, 128

索引

血小板
　——による血栓の形成　124
結晶領域　81, 82
血栓　123
ゲノム　4, 6, 16
ケラチン　21
ゲル　86, 108, 179
限外ろ過　104
原子移動ラジカル重合（ATRP）
　　48
原子間力顕微鏡　183

こ

広角X線回折（WAXD）　182
光学顕微鏡　196
光学的異方性　181
抗凝固剤　135, 139, 143
合金　32
抗血栓性材料　125
交互共重合体　49
光子放射断層撮影　196
公称応力　77
公称ひずみ　77
合成高分子　42, 92
酵素　9, 66, 189
　——の種類　68
硬組織代替用材料　130, 131
酵素分解型高分子　91
酵素免疫定量法　68, 188
抗体　69, 134, 189
後退接触角　183
高弾性カーボン繊維　42
高度管理医療機器　199
高分子　27, 42
　——の混合　104
　——の成形加工　95, 96
高分子化医薬　164
高分子微粒子　114, 168
高分子プロドラッグ　165
高分子マイクロスフェア　114, 168
高分子膜　99
高分子ミセル　118, 168
骨格筋　19
骨格筋由来細胞シート　175
骨芽細胞　25, 131
骨基質
　——の配向性　152

骨固定ピン　57
骨再構築　130
骨細胞　25, 131
骨折固定用スクリュー　41
骨組織再生材料　150
骨代謝　25
骨補填材　150
骨溶解　148
古典経路　134
コバルトクロム（Co-Cr）合金　33, 140, 147, 148
固有層　22
固溶体　32
コラーゲン線維　20, 23, 24, 25, 61, 138, 149, 152, 156, 160, 172
ゴルジ体　17
コレステロール　14, 15, 119, 145, 194
コロイド溶液　86
コンタクトレンズ　56
コントロールドリリース　162
2-コンパートメントモデル　165
コンビネーション製品　150, 200
コンポジットレジン　56, 151, 155

さ

再結合　44
最終滅菌　202
再生医療　170
　——の分類　200
再生医療新法　3, 174, 200
再生医療等製品　2, 3, 173, 174
細動脈　20
サイトカイン　65, 66
細胞　15, 71
　再生医療に用いる——　173
細胞移植　172, 174
細胞外マトリックス（ECM）　17, 61, 62, 160, 172
細胞間接着　17
細胞骨格　15
細胞-細胞外マトリックス接着　17
細胞質　16
細胞シート　174, 175
細胞接着　64, 88

細胞接着タンパク質　173, 175
細胞増殖　89, 186
細胞増殖因子　65
細胞内小器官　16
細胞膜　13, 15, 16, 60
細網内皮系（RES）　168
サザンブロッティング　191
サプレッサーT細胞　132
三次構造
　タンパク質の——　8
三重結合　28, 43
酸素富化膜　103

し

ジ(2-エチルヘキシル)フタレート（DEHP）　53, 54
シアノアクリレート　155
シェフラー図　33
歯科インプラント　151
視覚用人工臓器　153
歯科系人工臓器　150
歯冠修復物　151
糸球体　22
自己組織化
　——による微粒子　118
自己軟骨由来組織　173
自己培養表皮　174
自己由来間葉系幹細胞　176
示差走査型熱量分析（DSC）　182
脂質　13
歯周組織　26
ジスルフィド結合　8, 64, 69, 92
自然分解型高分子　92
持続放出　162
湿式紡糸　95, 96
実質層　23, 24
質量分析　177
シトシン　5
脂肪酸　13
脂肪族ポリエステル　90, 92, 93, 115
射出成形　95
シャーピー線維　26
重合率　45
重縮合　45, 93
自由水　87, 126
自由電子　28, 29

索　引

重付加　46
縮合重合　45
受動ターゲティング　161, 167, 169
準安定相　34
循環器系人工臓器　136
焼　結　97
消　毒　202
上皮細胞　22
上皮成長因子（EGF）　65
上皮層　23
上皮組織　18
小角X線回折（SAX）　182
小角中性子回折（SANS）　182
小胞体　17
ショ糖　11
シリコーン　53, 54, 103, 130, 149, 156, 157
ジルコニア　40, 145
ジルコニア強化アルミナ　41
真応力　77, 79
心　筋　19, 20
神経組織　18
神経再生誘導チューブ　149
人工角膜　153
人工血管　137, 138
人工股関節　53, 99, 146, 147, 152
　人工心臓　136
　人工腎臓　142
　人工真皮　74, 156, 157
　人工膵臓　143
　人工臓器
　　感覚器系——　152
　　歯科系——　150
　　循環器系——　136
　　整形外科系——　145
　　代謝系——　142
　人工多能性幹細胞　73
　人工内耳　154
　人工肺　139
　人工膝関節　59, 146, 148
　人工皮膚　156
　人工弁　141
　人工網膜　153
心　臓　20
腎　臓　22
心臓弁　142
浸透圧　111
侵入型固溶体　32
真　皮　21, 22, 154

真ひずみ　77, 79

す

水晶体　153
水素結合　6, 7, 8, 27, 29, 30, 67, 69, 84, 87, 90, 109, 111
スキャホールド　138, 150, 172
スクロース　11
ステロイド　14
ステント　140, 156, 200
ステントグラフト　141, 142
ステンレス鋼　32, 140
ステンレス合金　147
スーパーエンジニアリング
　プラスチック（SEP）　59
スピノーダル分解　106
スフィンゴ脂質　14
スフェロイド　175
スマートポリマー　112

せ

生化学検査　194
制御ラジカル重合　48
成形加工
　金属の——　96
　高分子の——　95, 96
　セラミックスの——　97
整形外科用人工臓器　145
脆　性　79
生体イメージング　196
生体活性　38
生体吸収性　38, 90
生体吸収性高分子　56, 57, 162
生体吸収性材料　90
生体高分子　42
生体材料　1
生体適合性　121
生体毒性　32, 186
生体応答
　バイオマテリアルに
　　対する——　121
生体不活性　38, 40
生体分解吸収性
　（生体内分解吸収性）　91, 155, 157

生体分解性　90
生体分解性高分子
　（生分解性高分子）　90
成長因子　65, 66
成長反応　44
静的接触角　183
静的粘弾性　80
静的光散乱（SLS）　182
静電的引力　28
静電的相互作用　8, 27, 30, 67, 69
生物学的安全性評価　201
精密ろ過　104
西洋ワサビペルオキシダーゼ
　（HRP）　68, 194
ゼオライト膜　103
赤外吸収分光法　179
析出強化　34
積層欠陥エネルギー　34
脊椎関連デバイス　148
セグメント化ポリウレタン
　（SPU）　53, 107, 128, 137
セグメント化ポリウレタン
　ウレア（SPUU）　107
ゼータ電位（ζ電位）　87, 89, 90
切削加工　96
接触角　85, 89, 183
接着結合　18
接着材　155
接着率
　細胞の——　89
セメント質　25, 26
ゼラチン　62, 108, 111, 138, 155, 166
セラミックス　27, 38
　——の成形加工　97
セルロース　12, 142, 155
線維芽細胞　20
繊維強化カーボン材料（CFRC）　42
遷移状態
　反応の——　67
染色体　16
前進接触角　183
せん断応力　79
せん断弾性率　79
せん断ひずみ　79
せん断変形　77, 78
セントラルドグマ　4
全反射赤外吸収（ATR-IR）　186

そ

臓器　17
双極子-双極子相互作用　9, 31
象牙質　25
造血幹細胞　72
相構造
　　高分子混合系の——　105
相互侵入網目構造（IPN）　108
走査型電子顕微鏡（SEM）　180
創傷被覆材　74, 100, 155
相転移　112
相補的水素結合　6
相溶化剤　107
相溶性　104, 105
阻害剤　67
塞栓コイル　142
組織　17, 74
組織工学　170
組織再生誘導（GTR）　171
組織バンク　74
疎水性相互作用　9, 14, 27, 30, 67, 87, 90
塑性加工　97
塑性ひずみ　77
塑性変形　77
ソープフリー乳化重合　116
粗面小胞体　17
ゾル　86
損失弾性率　81, 179

た

体細胞　71, 72
対称膜　100
体心正方晶　37
体心立方構造　31, 32, 33, 34, 36
体積拡散　97
体内動態
　　薬物の——　158
第二経路　134, 135
多結晶焼結体　38
多結晶体　32
多孔質膜　100, 101, 103
脱細胞血管　75
脱細胞組織　75

タッピングモード　183
縦弾性率　79
多　糖　11, 92
多分岐高分子　50
単一光子放射断層撮影
　　　　　　　（SPECT）　196
単結合　28
弾　性
　　高分子の——　80
弾性限界　77
弾性線維　20, 64
弾性動脈　20
弾性変形　76
弾性率　35, 179
鍛造加工　97
タンタル　36
単　糖　10
タンパク質　4, 6, 92
　　——の分類　9
タンパク質吸着　87, 88, 126
　　——の抑制　127
単分子膜　86, 87

ち

置換型固溶体　32
逐次重合　46
チタン　34, 132, 151, 153, 154
チタン合金　34, 147, 148, 151
チタンニッケル合金　32, 36
緻密膜　100
チミン　5
中間径フィラメント　18
中空糸　99
中空糸膜　99, 101, 139, 142
中膜層　20
超音波画像診断　196
聴覚用人工臓器　153, 154
超高分子量ポリエチレン
　　　　　（UHMWPE）　51, 52, 145
超弾性　36, 37
貯蔵弾性率　81, 179

つ、て

椎弓根スクリューシステム
　　　　　　　　　　　148

停止反応　44, 48
低弾性率化　35
デオキシリボ核酸　4
デキストラン　166, 167
デスメ膜　23, 24
デスモソーム　18, 20, 21
テフロン　58
転　位　34, 77
電界紡糸　96
電気陰性度　27, 30
電気泳動　109, 190
電子顕微鏡　180
転　写　4
天井温度　44
デンドリマー　50
天然高分子　91

と

等温滴定型熱分析装置（ITC）　190
透過型電子顕微鏡（TEM）　180
糖　質　10
透　析　103
糖タンパク質　11
動的接触角　183
動的粘弾性　80
　　——の測定　179
動的光散乱（DLS）　182
糖尿病　143, 156
透明層　22
ドキシフルリジン　164
毒性試験　186
トモグラフィー技術　181
ドラッグデリバリーシステム
　　　　　　　（DDS）　114, 158
トリブロック共重合体　115

な　行

内視鏡
　　カプセル——　197
内皮細胞　20, 22
内皮細胞層　23, 24
内膜下組織　20
内膜層　20
ナイロン　47, 155
ナノゲル　118, 119

索 引

ナノスフェア 114
ナノ粒子 86, 118
軟質ポリウレタン 53

二次血栓 125
二次構造
　タンパク質の—— 8
二重結合 28, 43
二重らせん
　DNAの—— 5, 6
二　糖 10
二分子膜 15
乳化剤 115
乳化重合 114
乳　糖 10, 11
妊娠判定薬 193

ヌクレオシド 5
ヌクレオチド 5

熱弾性型マルテンサイト変態 36
熱特性 81
　高分子材料の—— 83
熱分析 182
粘　性
　高分子の—— 80
粘弾性
　高分子の—— 80
能動ターゲティング 161, 169
ノーザンブロッティング 191
ノルプラント™ 162

は

歯 25
配位結合 27, 29
バイオアクティブ 38, 121
バイオアクティブガラス 40
バイオイナート 38, 121
バイオセンサ 194
バイオマー™ 55
バイオマテリアル 1
バイオマテリアルサイエンス 2
パイロライトカーボン 41
胚性幹細胞 73
ハイドロキシアパタイト (HAp) 24, 38, 173

ハイドロゲル 108
ハイパーブランチポリマー 50
ハイブリドーマ 71
破壊形態 80
麦芽糖 10, 11
白内障 153
薄　膜 86
破骨細胞 25, 131
破　断 77
バルク水 87, 126

ひ

ヒアルロン酸 63, 92, 155
皮下組織 21
光イメージング 196
光散乱 182
引抜加工 97
非晶質 38
非晶領域 81, 82
非切削加工 96
非対称膜 100
非多孔質膜 100
引張試験 179
引張変形 78
ヒト絨毛性性腺刺激ホルモン
　　(hCG) 193
ビトリアスカーボン 41
ヒドロキシアパタイト (HAp) 38
ヒドロゲル 108
ビトロネクチン 65
ビニルモノマー 44, 45, 50
皮　膚 21
表　皮 21
表　面 84
表面開始型原子移動ラジカル
　重合 (SI-ATRP) 52
表面拡散 97
表面グラフト層 51
表面自由エネルギー 84, 182
表面ゼータ電位 89, 90
表面張力 84, 85
表面電位 86
表面特性 83
表面プラズモン共鳴 (SPR) 189
ピリミジン塩基 5
微粒子状キャリア 168

ふ

ファンデルワールス力 27, 30, 31, 67, 69, 109
フィーダーレイヤー 73, 170
フィブリノーゲン 88, 124, 125, 155
フィブリン
　——による血液凝固 124, 125, 155
フィブロネクチン 64, 124
フェライト 33
変調構造 106
フォンビルブランド因子
　　(vWF) 124
付加重合 43, 45
付加製造 98
付加反応 44
不均化反応 44
複合膜 100
複　製
　DNAの—— 4
物理ゲル 109, 111
ブラシ構造
　表面開始重合により
　　得られる—— 52
プリン塩基 5
5-フルオロウラシル 164
プルラン 119, 166, 169
プルロニック® 90
不連続内皮構造 160
フローサイトメトリー 188
ブロック共重合体 45, 49, 107, 118, 128
ブロッティング 191
プロテオグリカン 22, 23, 63, 160
プロドラッグ 164
分　化
　細胞の—— 18, 19
分解速度
　ポリエステル類の—— 93
分岐高分子 50
分散安定剤 117
分子間力 27
分子量分布 45, 48
分離膜 101
　——の分類 102

210　索　引

へ

平滑筋　19
平滑筋細胞　20
平均自由行程
　　気体の透過膜
　　　における――　103
平均分子量　46
ヘパリン　12, 13, 63, 135, 139
ペプチド　6, 92, 173
ペプチド結合　6, 91
ペプチドホルモン　66
ヘミデスモソーム　18, 21
ヘリックス　109
ヘルパー T 細胞　132
偏光顕微鏡　181
変調構造　106

ほ

ポアズイユ流　103
ポアソン比　79
縫合糸　154
放射光 X 線回折　182
膨潤
　　高分子ゲルの――　111
膨張膜　86
補酵素　68
補助人工心臓　137
補体　134
骨　24
ボーマン膜　23
ポリアクリルアミド　126
ポリアクリルアミドゲル　109
ポリアミド　46
ポリ(N-イソプロピルアク
　　リルアミド) (PNIPAAm)
　　　112, 113, 114
ポリウレタン　47, 54, 155
ポリエステル　45, 46, 58, 83,
　　　90, 92, 138
ポリエチレン (PE)　42, 43, 52,
　　　83, 120
ポリエチレンオキシド (PEO)
　　　47, 89, 113, 115, 119, 126, 166
ポリエチレンテレフタラート
　　　(PET)　43, 58, 59, 93, 185
ポリエーテルエーテルケトン
　　　(PEEK)　59, 148
ポリ塩化ビニル (PVC)　53, 54
ポリ(ε-カプロラクトン)　93
ポリカーボネート　92
ポリグラクチン (PGLA)　93
ポリグリコール酸 (PGA)　57,
　　　93, 155, 163, 171, 172
ポリクローナル抗体　70
ポリシアノアクリレート　56
ポリジオキサノン　155
ポリジメチルシロキサン
　　　(PDMS)　54, 103
ポリスチレン (PSt)　107, 128,
　　　175
ポリスルホン　57, 106, 142
ポリテトラフルオロエチレン
　　　(PTFE)　58, 138
ポリ乳酸 (PLA)　57, 93, 163,
　　　172, 173
ポリビニルアルコール (PVA)
　　　90, 117, 166
ポリ(N-ビニルイソブチル
　　アミド) (PNVIBA)　113
ポリビニルピロリドン (PVP)
　　　106, 126, 133
ポリビニルメチルエーテル
　　　(PVME)　113
ポリプロピレン　83, 139, 155
ポリプロピレンオキシド　113
ポリペプチド　7, 92
ポリマー　27, 42
ポリマーアロイ　104
ポリマーブレンド　104
ポリメタクリル酸 2-ヒドロキシ
　　エチル (PHEMA)　55, 56,
　　　107, 128
ポリメタクリル酸メチル
　　　(PMMA)　42, 55, 83
ホルモン　65
ポロキサマー®　90
翻訳　4

ま

マイクロカプセル　114
マイクロスフェア　114, 163
膜　99
――の流動性　15
膜侵襲複合体 (MAC)　134
膜タンパク質　15, 128
膜透過
　　気体の――　102
マグネシウム　90, 94
マグネタイト　41
マクロ相分離　104
マクロファージ　70, 130, 132
マシニングセンタ　96
マススペクトル (MS)　177
マッシュルーム構造　51
マトリックス支援レーザー
　　脱離イオン化飛行時間型質量
　　分析法 (MALDI-TOF-MS)
　　　177
マルテンサイト　33
マルテンサイト変態　34, 36, 37
マルトース　10, 11
マンノース　10, 11

み

ミオシンフィラメント　19
ミクロスフェア　114
ミクロ相分離　104, 107, 128
ミクロドメイン構造　128
水
　　――とタンパク質の吸着　87
　　――の接触角　85, 89, 183
　　材料表面での――　126
ミセル　14, 15, 30, 85
密着結合　17
ミトコンドリア　17

め

メサンギウム細胞　22
メタクリル酸　116
メタクリル酸 2-ヒドロキシ
　　エチル (HEMA)　116
2-メタクリロイルオキシエチル
　　ホスホリルコリン (MPC)
　　　ポリマー　60, 137
N,N'-メチレンビスアクリル
　　アミド (MBAM)　109
滅菌　202

免疫グロブリン　69, 88, 134
免疫蛍光法　187
免疫反応　132
面心立方構造　31, 32, 33, 34, 37

も

網膜色素上皮細胞　176
モノクローナル抗体　70, 72, 192
モノマー　42
モノマー反応性比　49

や 行

薬剤徐放型ステント　140
薬物送達システム　158
薬物動態　159
薬物放出ステント　200
薬機法　3, 199
ヤング率　79

有棘層　21
有窓内皮構造　160
融　点
　DNA の――　6
　高分子の――　82, 83, 182
誘導適合モデル　66, 67
癒着防止材　100, 155

溶解度パラメータ　105, 106
陽電子放射断層撮影（PET）　196
溶媒キャスト法　100
溶融紡糸　95, 96
四次構造
　タンパク質の――　9

ら

ラクトース　10, 11
ラジカル重合　44, 47, 109, 115
ラミニン　65
ラメラ型ミクロ相分離構造　107
ランダム共重合体　49

り

力学強度試験　179
力学的特性　76
リソソーム　17
立体構造
　タンパク質の――　7
リピッドマイクロスフェア　169
リビング重合　45
リビングラジカル重合　48
リボ核酸　4

リポソーム　15
リモデリング　130
粒界拡散　98
流動性
　膜の――　15
両親媒性　14, 30, 118, 127
臨界ミセル濃度（CMC）　14, 86
リン酸カルシウム　24, 38, 39, 130, 145, 150, 151, 173
リン酸三カルシウム（TCP）　90
リン酸ジエステル結合　5, 92
リン脂質　13, 14, 15, 60, 128
リンパ球　132

れ, ろ

連鎖移動反応　50
連鎖重合　44
連続内皮構造　159
ろ　過
　血液の――　22
六方最密充填構造　31, 32, 34
ロボットスーツ　149

わ

ワルファリン　135

山岡哲二
- 1962年 大阪に生まれる
- 1986年 京都大学工学部 卒
- 現 国立循環器病研究センター研究所 生体医工学部部長
- 専攻 医用高分子，遺伝子治療
- 博士（工学）

大矢裕一
- 1963年 大阪に生まれる
- 1987年 京都大学工学部 卒
- 現 関西大学化学生命工学部 教授
- 専攻 バイオマテリアル，機能性高分子化学
- 博士（工学）

中野貴由
- 1967年 岡山県に生まれる
- 1990年 大阪大学工学部 卒
- 現 大阪大学大学院工学研究科 教授
- 専攻 生体材料学，結晶塑性学
- 博士（工学）

石原一彦
- 1956年 大阪に生まれる
- 1979年 早稲田大学理工学部 卒
- 現 東京大学大学院工学系研究科 教授
- 専攻 バイオマテリアル工学
- 工学博士

第1版 第1刷 2003年11月27日 発行
第2版 第1刷 2018年 4月10日 発行
第2刷 2021年 4月21日 発行

バイオマテリアルサイエンス
基礎から臨床まで（第2版）

Ⓒ 2018

著　者　山　岡　哲　二
　　　　大　矢　裕　一
　　　　中　野　貴　由
　　　　石　原　一　彦

発行者　住　田　六　連

発　行　株式会社 東京化学同人
東京都文京区千石3丁目36-7（℡112-0011）
電話 03-3946-5311・FAX 03-3946-5317
URL: http://www.tkd-pbl.com/

印　刷　中央印刷株式会社
製　本　株式会社松岳社

ISBN978-4-8079-0906-3
Printed in Japan
無断転載および複製物（コピー，電子データなど）の無断配布，配信を禁じます．

バイオマテリアル
― その基礎と先端研究への展開 ―

岡野光夫 監修
田畑泰彦・塙 隆夫 編著
A5判上製　2色刷　368ページ　定価6050円

バイオマテリアルの研究開発と実用化に必要な基礎を総合的に学べる教科書．生体と材料の界面で起こる複雑な現象を体系的に理解できる．人工臓器などの実用例も豊富で，再生医療に向けた先端研究例も扱っている．

主要目次：バイオマテリアル概論／バイオマテリアルの特性・機能と評価法／マテリアルと生体組織との反応／バイオセパレーション（分離，吸着）／人工臓器・医療デバイス／薬物送達システム（DDS）／再生医療

2021年4月現在，定価は10％税込